AF360955

TRAITÉ

DES EAUX MINERALES

D'ABBECOURT;

Où l'on démontre par l'Analyse &
par plusieurs Experiences quelle est
la nature de ces Eaux.

Où l'on fait le paralelle de ces Eaux
avec celles de Forges :

Et où l'on donne l'idée la plus juste
qu'on doit avoir des Eaux ferrugineuses, & du Mars.

*Avec l'explication des Maladies chroniques aus-
quelles elles conviennent, & les observations
des personnes qui ont été gueries par leur usage.*

Par M. GOUTTARD, Medecin ordinaire
du Roy, & de feue Madame la Dauphine.

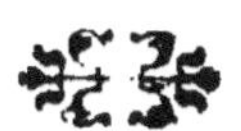

A PARIS, rue de la Harpe,
Chez LAURENT D'HOURY, Imprimeur
Libraire, vis à vis la rue S. Severin,
au Saint Esprit.

MDCCXVIII.

Avec Approbation & Privilege du Roy.

A MESSIRE
JEAN-BAPTISTE
DODART,

CONSEILLER D'ETAT

ORDINAIRE,

ET

PREMIER MEDECIN

DU ROY.

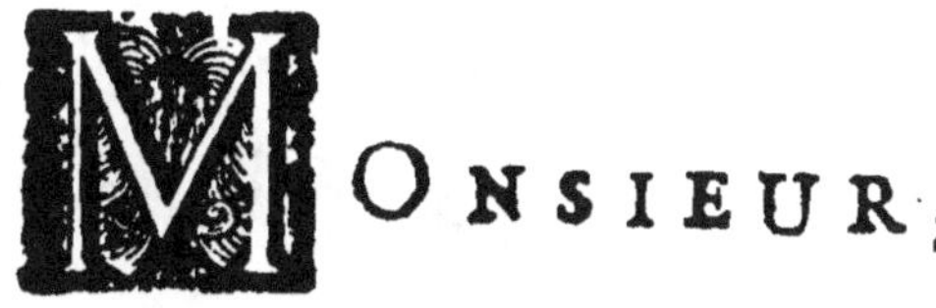

MONSIEUR,

L'INTENDANCE *des*
Eaux minerales d'Abbecourt

EPITRE.

m'ayant été confiée presque
aussi-tôt qu'elles furent découvertes ; j'ai mis toute mon
attention pendant six années
que j'ai occupé la place de
Medecin du Roy à Saint-
Germain en Laye, dont elles
sont voisines, à en étudier
la nature, les qualitez, &
les vertus, & à en recueil-
lir les observations ; j'ai réuni
les unes & les autres en un
petit Traité que j'ai crû devoir donner au Public, pour
lui faire connoître l'usage qu'il
en doit faire, vous avez

EPITRE.

bien voulu y donner votre approbation, & j'ose me flater que venant d'être choisi par votre merite pour remplir la place de premier Medecin d'un jeune Monarque, aussi précieux qu'il est à toute la France, vous trouverez bon que je vous choisisse de mon côté pour devenir le Protecteur de ce petit Ouvrage, je vous l'offre donc, MONSIEUR, comme les premices de mes travaux, & comme une marque autentique de l'attachement

EPITRE.

*respectueux avec lequel je
ferai toujours gloire d'être,*

MONSIEUR,

Vôtre tres-humble
& tres-obéïssant
serviteur,

GOUTTARD.

PREFACE.

JE fuis bien éloigné dans ce petit Traité, de donner aux Eaux d'Abbecourt une préference abfolue fur toutes les Eaux froides du Royaume ; on connoît trop la bonté de certaines Sources, pour pouvoir en affoiblir la réputation. Celles de Forges font de ce nombre, & les excellentes qualitez de la Royale & de la Cardi-

nale les rendront tou-
jours tres-recommenda-
bles ; mais comme les
Eaux minerales font des
fecours que Dieu a atta-
chez à certains Pays,
plutôt qu'à d'autres , &
qu'il y a toujours quel-
que chofe qui les rend
differentes, il eft heureux
pour ceux qui font pro-
ches de ces Sources falu-
taires d'en profiter : c'eft
dans cet efprit que j'ai
pris le deffein de com-
muniquer mes idées fur
les Eaux d'Abbecourt ;
l'on doit être certain, à
l'égard des faits, que je

n'avancerai rien que de vrai, qui ne ſoit démontré par des experiences & par l'analyſe, appuyé par des obſervations, & qui ne ſe ſoit paſſé ſous mes yeux. Pour la theorie, mon deſſein n'eſt pas d'aſſujettir perſonne à mes ſentimens ; l'on me fera même un vrai plaiſir de me faire connoître ſi j'ai bien ou mal penſé, ne cherchant qu'à m'éclaircir en toutes choſes; mais j'oſe aſſurer que ceux que je propoſe, m'ont ſervi de guide juſqu'aujourd'hui dans ma

pratique, & qu'ils m'y
ont même réuſſi.

On trouvera peut-être
dans la ſuite de cet Ou-
vrage que je donne trop
d'avantage aux Eaux mi-
nerales par deſſus tous
les autres Remedes pour
les maladies chroniques,
& que je les regarde com-
me les ſeuls ſecours de
la Medecine dans ces ſor-
tes de cas : j'avoue que
l'experience heureuſe des
remedes ſimples que la
Nature nous donne,
m'en a fait concevoir
une haute idée, & que
les Eaux minerales, ſoit

chaudes, soit froides, étant de ce nombre, on y doit avoir une grande confiance; mais je ne prétends pas pour cela en faire un remede infaillible; je sçai même qu'il est des especes de maladies dans lesquelles je les propose où elles pourroient être dangereuses, & qu'il y en a d'autres où il faut qu'elles soient precedées, soutenues, & suivies de quelques remedes specifiques, aussi ne conseillerai-je jamais à personne de prendre des Eaux minerales que

par l'avis d'un sage, &
sçavant Medecin qui en
connoisse la nature, &
qui ait fait la distinction
des especes de maladies,
des temperamens, & des
âges ausquels elles con-
viennent.

L'on doit au feu sieur
de Ferragus, Medecin de
l'Abbaye de Poissy, la
découverte qu'il fît de
ces Eaux en 1708. Il m'en
communiqua quelques
experiences en 1709, qui
nous obligerent tous
deux d'en faire l'Analy-
se, dont nous rendîmes
compte à M. Fagon, pre-

mier Medecin de Louis
XIV. lequel sur notre
rapport jugea qu'elles ne
pouvoient être que bon-
nes, & qu'il en falloit
continuer les experien-
ces chacun de notre côté;
comme elles furent faites
en partie sous ses yeux,
cela l'obligea de leur
donner sa protection ; &
aprés s'être assuré de leur
bonté, il les ordonna lui-
même à differentes per-
sonnes de la Cour, avec
un heureux succès. Ainsi
depuis sept ans ces Eaux
sont devenues pour tout
le monde une Piscine sa-

lutaire ; leur réputation s'eft tellement augmentée par le nombre des cures fingulieres qu'elles ont operées, qu'il n'y a point d'années que je n'aye été follicité d'en donner un Traité au Public ; je dirai même à leur avantage, & à ma fatisfaction particuliere, qu'en ayant bû tous les ans depuis ce tems-là, je leur dois la fanté dont je jouis prefentement.

Au refte comme je ne fuis pas le feul qui ait écrit fur les Eaux froides, peut-être ne dirai-je rien de nouveau, mais du moins je ferai en sorte d'éclaircir cette matiere à fond, en me renfermant neanmoins dans les bornes convenables à mon sujet, & dans ce qui pourra servir d'instruction à ceux qui ne connoissent pas ces Eaux.

Pour cela je divise ce petit Traité en cinq Chapitres : Dans le premier je décris le terroir, ou la situation de la Fontaine.

Dans le second je fais l'Analyse des Eaux, & des mineraux qui y dominent.

Dans le troisiéme j'établis mon sentiment sur ce qu'elles contiennent, je veux dire les principes dont je déduits leurs proprietez en general.

Dans le quatriéme je fais le détail de leurs effets confirmez par plusieurs observations à chaque Article.

Et dans le cinquiéme je parle du tems, des précautions, & des préparations necessaires avant, pendant, & aprés les Eaux.

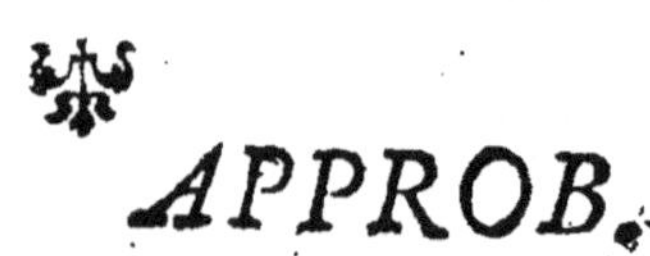

APPROB.

APPROBATION

De Meſſire JEAN-BAPTISTE
DODART, *Conſeiller d'Etat
ordinaire , & Premier Medecin
de Sa Majeſté.*

POur uſer avec methode des
Eaux minerales, il faut en connoître la nature, & le rapport qu'-
elles ont avec les maladies pour leſquelles on les employe. C'eſt à quoi
M. Gouttard s'eſt attaché dans le
Traité qu'il nous donne des Eaux
d'Abbecourt : il expoſe avec érudition & netteté la cauſe des maladies
ſoumiſes à ces Eaux , par le ſyſtême
fameux de l'action réciproque des
liqueurs & des parties ſolides & fi-
breuſes ; il applique ce grand principe à des obſervations ſouvent réi-
terées , faites avec exactitude , avec
fidelité & avec ſuccès. L'on trouvera dans ce Livre l'analyſe de ces
Eaux dévelopée par des Recherches
curieuſes ; les principes eſſentiels

du mars qu'elles refferrent dans leur sein , bien reconnus, & même les parties intergrantes de ce metail qu'elles entraînent avec elles. L'on voit comme ces Eaux en s'infinuant par leur fluidité , divifent les vifcofitez du fang par leur fel fixe & par leurs atomes métalliques , & communique au fang & à la lymphe leur fel volatil , qui s'unit avec les parties fulphureufes du fang , pour entretenir la fluidité fi neceffaire à la fanté : les conduits devenus plus libres, donnent paffage aux liqueurs & aux efprits , les fibres s'amoliffent & reprennent leur reffort, dégagées des parties heterogenes qui les tenoient en fujettion. ; & par tous ces moyens la nature rentre dans tous fes droits. Enfin comme les Eaux d'Abbecourt ont un très-grand rapport avec une infinité de fources qui ont les mêmes principes & produifent les mêmes effets, on peut tirer de cet Ouvrage une inftruction d'autant plus utile pour les mettre en œuvre , que l'Auteur a eu foin de prévenir les inconveniens, & marquer les éceuils

que l'on peut rencontrrer lorſque
l'on les donne indiſcretement & en
empyrique. C'eſt mon avis. Donné
à Paris ce 8 de Mai 1718.

DODART.

APPROBATION
De M. Herment, Conſeiller-Me-
decin ordinaire du Roy, Doc-
teur-Regent, ancien Profeſſeur
des Ecoles de Medecine en
l'Univerſité de Paris.

J'Ay lû par ordre de Monſeigneur
le Garde des Sceaux, ce *Traité
des Eaux minerales d'Abbecourt*,
dont l'Auteur a fait l'Analyſe avec
beaucoup d'attention, en démon-
trant par pluſieurs experiences la
nature de ces Eaux, auſquelles il
attribue la vertu de guerir pluſieurs
Maladies chroniques, qu'il expli-
que avec érudition, par des principes appuyez de frequentes obſervations ; ainſi l'impreſſion n'en peut
être qu'utile au Public. Fait à Paris
ce 30 May 1718.

HERMENT.

tres digne d'être donné au Public.
A Paris ce 15 Juin 1718.

BOUDIN.

---

*Approbation de M. Fermelhuyis,
Docteur Regent en Medecine
de l'Université de Paris.*

JE souffigné Docteur-Regent en Medecine de l'Université de Paris, certifie avoir lû le Traité que M. Gouttard, Medecin ordinaire du Roy, & de feue Made la Dauphine, a fait des nouvelles *Eaux ferrugineuses de l'Abbaye d'Abbecourt*, dans lequel il a suivi la veritable route que l'on doit tenir pour découvrir tout ce qui peut être utile dans ces sortes de remedes, & les mysteres les plus profonds que la Nature y peut renfermer, en les éprouvant par les differens changemens qui leur peuvent arriver à l'occasion des mêlanges que l'on en peut faire avec plusieurs matieres, qui nous en découvrent les actions differentes qu'elles peuvent operer en nous, &

non par une Analyſe chymique, par
le moyen de laquelle on réproduit
plutôt de nouveaux mixtes, qu'on
ne ſepare les parties compoſantes de
celui que l'on veut reconnoître. Il a
encore appuyé cette premiere re-
cherche par un nombre prodigieux
d'experiences qui y répondent, &
qui la juſtifient, ce qui nous donne
toute la ſecurité que l'on peut avoir
daus l'uſage de ce remede. Fait à
Paris ce 18 Avril 1718.

J. F. FERMELHUYS.

PRIVILEGE DU ROY.

LOUIS par la grace de Dieu Roy de France & de Navarre ; A nos amez & féaux Conseillers, les Gens tenant nos Cours de Parlement, Maistres des Requestes ordinaires de notre Hôtel, Grand Conseil, Prevost de Paris, Baillifs, Senechaux, leurs Lieutenans Civils, & autres nos Justiciers qu'il appartiendra, Salut : Notre bien amé Laurent d'Houry, Imprimeur-Libraire à Paris, Nous ayant fait supplier de lui accorder nos Lettres de Permission pour l'impression d'un Livre intitulé, *Traité des Eaux minerales d'Abbecourt* ; Nous avons permis & permettons par ces Presentes audit d'Houry, d'imprimer ou faire imprimer ledit Livre en telle forme, marge, caractere, & autant de fois que bon lui semblera, & de le vendre, faire vendre & debiter par tout notre Royaume pendant le tems de *quatre années* consecutives, à compter du jour de la datte defdites Prefentes. Faifons défenfes à tous Imprimeurs-Librai-res, & autres perfonnes de quelque qualité & condition qu'elles foient, d'en introduire d'impreffion étrangere dans aucun lieu de notre obéïffance ; à la charge que ces Prefentes feront enregiftrées tout au long fur le Regiftre de la Communauté des Libraires & Imprimeurs de Paris, & ce dans trois mois de la datte d'icelles : que l'impreffion dudit Livre fera faite dans notre Royaume & non ailleurs, en bon papier & en beaux caracteres, conformément aux Reglemens de la Librairie : Et qu'avant que de l'expofer en vente, le Manufcrit ou Imprimé qui aura fervi de copie pour l'impreffion dudit Livre, fera remis dans le même état où l'Approbation y aura été donnée, ès mains de notre tres-cher & féal Chevalier, Garde des Sceaux de France, le Sieur d'Argenfon ; & qu'il en fera enfuite remis deux Exemplaires dans notre Biblio-theque publique, un dans celle de notre Château du Louvre, & un

dans

dans celle de notre tres-cher & féal
Chevalier, Garde des Sceaux de
France, le sieur d'Argenson ; le tout
à peine de nullité des Presentes. Du
contenu desquelles vous mandons &
enjoignons de faire jouir l'Exposant
ou ses Ayans-cause, pleinement &
paisiblement, sans souffrir qu'il leur
soit fait aucun trouble ou empê-
chement : Voulons qu'à la copie des-
dites Presentes, qui sera imprimée
au commencement ou à la fin dudit
Livre, foy soit ajoutée comme à
l'Original : Commandons au premier notre Huissier ou Sergent de
faire pour l'execution d'icelles tous
Actes requis & necessaires, sans de-
mander autre permission, & nonobstant clameur de Haro, Charte Nor-
mande, & Lettres à ce contraires ;
Car tel est nostre plaisir. Donné à
Paris le seiziéme jour du mois de
Juin, l'an de grace mil sept cens
dix-huit, & de notre Regne le troisiéme.

Par le Roy en son Conseil.

DE SAINT HILAIRE.

TABLE

Des Chapitres & Articles
de ce Traité.

TABLE

TABLE.

TABLE.

Fin de la Table.

TRAITE'

TRAITÉ

DES
EAUX MINERALES
D'ABBECOURT.

CHAPITRE I.

Description de la situation de la Fontaine.

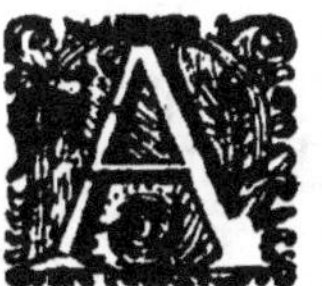BBECOURT eſt une Abbaye Royale de Religieux Prémon-trez, à ſix lieues de Paris,

A

deux de Saint - Germain en Laye, & une de Poiſſy, dans le fond d'une petite vallée, dont tous les côteaux qui l'environnent ſont garnis de Bois ; on y aborde par le village qu'on nomme Orgeval, à une portée de mouſquet de l'Abbaye. Cette Maiſon eſt fort ancienne, & voiſine d'une autre Abbaye Royale du même Ordre qu'on nomme Joyenval, où l'on dit par tradition que l'Ecu ſemé de fleurs de lys, & l'Etandart de l'Oriflame furent dépoſez par un Ange entre les mains d'un bon Hermite, après la converſion de Clovis.

Cette Abbaye eſt gouvernée par un Abbé Regulier, dont la maiſon Abbatiale eſt bâtie à la moderne, & fait par la cour par où l'on entre, une fort belle perspective : il y a d'ailleurs dans le jardin une allée d'arbres en berceau, qui est une des plus belles promenades qui se puisse voir.

On trouve la source minerale à l'entrée de la premiere porte à gauche de l'Abbaye, qui sort de la tête d'un marais, au bas d'un pré tenant à ladite Abbaye.

Cette source coule du midi, ayant tout le jour l'exposition du Soleil qui en dissipe les vapeurs grossieres : sa sortie regarde le Nord, & elle donne environ sept ou huit lignes d'eau.

Au mois d'Avril & Mai de l'année 1713. le Roi a fait rétablir cette fontaine minerale à la sollicitation de M. Fagon, fous les ordres de M. le Duc d'Antin Surintendant de fes Bâtimens, & par les foins de M. de Ruzé Contrôleur des mêmes Bâtimens à Saint-Germain.

On y a fait une falle carrée de quatorze pieds de haut & de dix-huit pieds de vuide, où l'on defcend par treize dégrez de pierre de taille, au milieu de laquelle eft le baffin de la fontaine, auffi de pierre de taille, de trois pieds de long & de deux de large, de la profondeur de dix poulces, dont il y en a neuf d'eau, & un pour l'engrenure de la conduite par où l'eau s'écoule. Il y a dans le fond du baffin une foupape pour en vuider l'eau toutes les fois qu'on veut nettoyer la fontaine, dont le fond est aussi de pierre de taille, percé de deux trous pour donner à la source qui pousse de pic à fond, sa sortie facile.

Quoique le terrain entre la fontaine & l'Abbaye ne soit pas fort étendu, on n'a pas laissé d'y planter des arbres en quinconche, qui dans quelques années feront un grand ornement & un couvert gracieux pour la promenade des personnes qui prendront les Eaux à la fontaine, proche de laquelle il y a un petit bois, où les buveurs pourront librement rendre leurs eaux.

Selon toutes les apparences cette source avoit été autrefois en réputation, & avoit eu un bassin qui avoit été dé-

truit, parce qu'avant que de
faire celui qu'on vient de décrire, l'eau perçoit à travers
un vieux mur de pierres liées
enſemble & culbutées les unes
ſur les autres, qui faiſoient
élever la ſource à ſix pieds de
hauteur plus qu'elle n'eſt preſentement; ce qui nous donna occaſion au ſieur de Ferragus & à moi, après avoir fait
démolir cette vieille murail-
le, d'examiner le fond de la
ſource, & les terres à travers
leſquelles l'Eau paſſoit, que
nous trouvâmes de trois ſor-
tes: l'une griſe, l'autre rouſ-
ſâtre, & une troiſiéme fort
noire, limoneuſe & graiſſeuſe, qui paroiſſoit être de la
terre de mine de fer, dont
l'odeur étoit ſulphureuſe,& le
goût de vraye rouille de fer;

laquelle étant séchée paroif-
foit toute brillante par quantité de petites pailletes metalliques de fer qui s'échapent
de la mine , & que l'Eau charie avec elle , outre le fable
blanc qu'elle jette à fa fortie.

Les pierres du baffin & celles du foffé par où coule cette
Eau, font rouffâtres, chargées d'une rouille ferrugineufe , & parfemées des mêmes
paillettes metalliques bril-
lantes dont on vient de parler.

CHAPITRE II.

De l'analyse des Eaux, boues & mineraux qui y dominent.

Qui dit Eaux minerales, dit des Eaux empreintes & chargées des parties essentielles ou integrantes des mineraux ou metaux à travers lesquels elles ont penetré, qui non seulement en constituent la nature differente, mais encore les rendent capables de bons ou de mauvais effets, selon la bonne ou mauvaise qualité des métaux ou mineraux qu'elles ont entraîné avec elles.

On ne peut douter de quelle consequence il est d'en faire l'analyſe, puiſque c'eſt la ſeule voye de connoître les principes qu'elles contiennent, de s'aſſurer de leur nature, & de rendre raiſon de leurs effets.

Ce fut le chemin que nous ſuivîmes d'abord le feu ſieur de Ferragus & moi, nous n'obmîmes rien pour parvenir à cette connoiſſance, & pour réuſſir dans ce projet : nous examinames avant la conſtruction de la fontaine, non ſeulement les terres, ſable & tout ce qui environnoit la fontaine, ou qu'elle charioit, mais encore l'Eau minerale en elle-même.

La premiere choſe qui ſe preſenta à nos yeux en abordant à la fontaine, ce fut une pellicule graiſſeuſe qui ſurnage à la furface de l'Eau, comme une huile ou graiffe limoneufe de couleur de gorge de pigeon changeante, qui s'étant attachée au bout d'une canne que nous plongeames dans l'eau, donna une couleur dorée fort refplandiffante.

Nous goûtâmes enfuite cette Eau, que nous trouvâmes froide, fort claire & limpide, fon odeur étoit un peu fulphureufe, & fon goût d'une parfaite faveur de fer rouillé.

Après ces premiers examens, nous fimes fur cette Eau les experiences fuivantes.

I. Experience.

La feuille de chêne legerement meurtrie avec les doigts,

trempée dans une verrée de cette Eau, lui donna la couleur d'un brun violet foncé : l'écorce du jeune chêne en fit de même.

II. EXPERIENCE.

Elle ne fit rougir aucunement la teinture de tournefol.

III. EXPERIENCE.

La poudre de noix de galles lui donna la couleur d'un rouge pourpré clair.

IV. EXPERIENCE.

L'huile de tartre par défaillance jettée par-dessus la teinture susdite de noix de

galles, l'obscurcit d'abord, &
la rendit plus brune.

V. Experience.

L'esprit de vitriol mis ensuite par-dessus le précedent
mélange, après son efferves-
cence avec l'alkali du tartre,
redonna à l'Eau sa premiere
limpidité depuis le milieu du
verre jusqu'au fond, formant
un iris agreable depuis l'autre moitié du verre jusqu'en
haut.

VI. Experience.

Aprés avoir derechef mis
de nouvelle huile de tartre,
cette Eau reprit sa premiere
teinture pourprée qu'elle

avoit reçûe de la noix de galles.

VII. Experience.

Elle changea en un parfait
verd de pré le syrop violat.

VIII. Experience.

Ayant jetté ensuite sur cette
teinture de l'esprit de vitriol,
la couleur verte se changea
en un beau rouge clair, faisant l'iris en même tems.

IX. Experience.

Et ayant mêlé sur cette
derniere teinture de l'huile de
tartre, il s'ensuivit une effer-
vescence, & la couleur verte
du syrop se rétablit.

X. Experience.

On n'obſerva aucune effer-
veſcence ſenſible avec l'eſprit
de vitriol jetté ſur cette Eau.

XI. Experience.

On n'en obſerva point non
plus par le mélange de l'huile
de tartre, quoiqu'il s'y pro-
duisît au fond du verre une
nuée ſubtile qui ſe diſſipa en
peu de tems.

XII. Experience.

Elle blanchit comme du
lait la diſſolution du ſublimé
corroſif.

Quelques jours après ces
experiences nous diſtillâmes

au feu de fable deux pintes &
demie de cette Eau dans un
alembic de verre bien luté
avec fon recipient. Elle étoit
nouvellement tranfportée. Ce
qui paffa le premier ne fe
trouva point different de ce
qui fuivit, & nous ne recon-
nûmes dans le premier verre
qu'une eau commune, tant au
goût qui étoit douceâtre ,
qu'aux experiences des couleurs précedentes qui n'ont
point paru dans l'Eau diftillée : ce qui reftoit dans la cu-
curbite de l'alembic , ayant
été mis dans une terrine de
grez à évaporer à feu lent ,
nous obfervâmes qu'il fe faifoit fur la furface de l'eau
pendant l'évaporation une
croute blanche faline en forme de terre feuillée , qui s'at-

tachoit en partie aux côtez
de la terrine ; & après l'évaporation finie, nous trouvâmes au fond une résidence
terreſtre jaunâtre, au poids
de vingt-quatre grains, mêlée
de parties blanches & cryſta-
lines, dont le goût nous parut
d'un ſel ſalé, tenant un peu
plus de l'âcre & de l'amer al-
kalin. Nous ſéparâmes en-
ſuite le ſel de cette matiere
terreſtre par la diſſolution
dans l'eau commune, par filtration, & ſon évaporation à
feu lent de cendres, de vingt-
quatre grains de matiere, il
y en eut ſeize de terre rouſſâ-
tre, & huit grains d'un ſel
blanc un peu obſcur, qui fer-
menta avec l'eſprit de vitriol
d'une maniere à exciter une
forte ébullition, & une chaleur

leur au vase qui le contenoit ;
n'en ayant au contraire produit aucune avec l'huile de
tartre, ce qui nous a donné
lieu de le croire plûtôt de la
famille de nitre, que d'un autre sel; d'autant plus que le
nitre est le seul sel universel
qui s'accommode avec toute
forte de mineraux & de metaux, ce que ne font pas les
autres especes de sels, qui
ont leurs amours particulieres.

Nous avons traité de mê-
me, c'est-à-dire par dissolution, filtration & évaporation la terre minerale, qui
par son odeur & son goût
nous a paru ferrugineuse.

CHAPITRE III.

De la nature & des proprietez en general de ces Eaux.

APrès une analyse auffi exacte, & des experiences auffi fuivies que celles que je viens de rapporter des Eaux froides d'Abbecourt , tant de l'Eau en elle-même , que de tout ce qu'elle a pouf-fé hors de fa fource , je me fuis déterminé à conclure qu'elle eft purement & veri-tablement ferrugineufe , & qu'elle contient les mêmes principes du fer que la Car-dinale & la Royale de For-ges , avec deux differences très effentielles à remarquer

la premiere eſt qu'elle eſt
moins forte que la Cardinale,
& qu'elle l'eſt plus que la
Royale ; & la ſeconde, que le
le ſel des Eaux d'Abbecourt
eſt d'une nature alkaline, &
que celui des Eaux de Forges
tient plus du ſel ſalé. J'ai tiré
la preuve de ces deux faits
par l'évaporation & par les
experiences que j'en ai faites,
& il ſera facile à tout le monde, comme à moi, de ſe con-
vaincre que la Cardinale
abonde plus que nos Eaux en
principes fixes, mais qu'elles
en contiennent plus que la
Royale ; puiſque par l'analyſe
précedente nous avons trou-
vée dans cinq livres de ſon Eau
diſtillée, vingt-quatre grains
tant de terre que de ſel alkali,
& qu'une pareille quantité de

la Royale diftillée de même,
n'a laiffé dans fa réfidence
que fix grains de l'un & de
l'autre : ce qui me donne lieu
d'affurer qu'elle tient le milieu entre l'une & l'autre de
ces fources, & qu'elle a plus
de rapport pour le volatil
avec la Cardinale, & pour le
fixe avec la Royale, comme
je l'expliquerai ci-après. La
preuve du fecond fait eft que
le fyrop violat ne change
point de couleur avec le mélange des Eaux de Forges, &
que les nôtres le convertiffent
en un beau verd de pré, comme font les vrays nitres & le
fel fulphuré fixe des plantes.
Ainfi l'on ne doit point être
furpris fi dans la fuite je parlerai tant de leur foupleffe &
de leur legereté au-deffus de

la Royale, & si je dis que
dans les temperamens délicats où les oscillations * se
troublent aisément, elles sont
préferables à celles de cette
source par la qualité du sel &
du souphre volatil abondant
dont elles sont chargées, qui
les rend beaucoup moins du-
res, & d'une saveur, quoiqu'-
austere avec astriction, beaucoup moins sensible que n'est
l'Eau de la Royale.

Paralelle des Eaux.

Pour éclaircir le parallele
que je fais de ces Eaux avec
celles de Forges, il me paroît
inutile ici d'expliquer com-

---

* Oscillations sont les mouvemens de
concorde qui se font entre les solides &
les liquides.

ment ces Eaux deviennent
minerales. L'Auteur du nouveau syftême des Eaux de Forges en a donné des idées très
juftes & très fçavantes ; &
quiconque fera inftruit comme il doitêtre, de la nature des
diffolvans, n'aura pas de peine à fe perfuader que pour
que l'Eau puiffe pénetrer &
divifer d'une maniere intrin-
feque une mine de fer, & en
extraire tous les principes des
fubftances qui la compofent,
& devenir parfaitement ferrugineufe, il faut qu'elle ne
foit pas fimp'ement emprein-
te du fel hermetique de la
terre, ou comme le dit Vanhelmont , de l'acide volatil
central, parce qu'il ne fe feroit qu'une fimple diffolution
des parties integrantes du fer,

& c'eſt ce qui arrive dans certaines Eaux ferrées : mais il
faut que cet acide ſoit uni
avec un ſel alkali ſulphuré &
volatiliſé par la fermentation,
& pour lors l'Eau animée de
ce veritable diſſolvant, trouvant la matiere de la mine
molle, ſpongieuſe & onctueu-
ſe, la pénetre, en diviſe les
globules ſulphurez, le ſel &
la terre, les volatiliſe, s'unit
avec eux & s'en charge.

C'eſt ainſi que nos Eaux
devenues veritablement &
parfaitement ferrugineuſes,
renferment dans leur ſein
trois principes intimement
dévelopez, qui en font toute
la vertu & les proprietez :
ſçavoir une partie ſulphurée-
ſpiritueuſe, & deux autres
fixes, qui ſont le ſel & la terre

minerale , qui par cet heureux affemblage autant inimi-
table à l'art que difficile à dé-
veloper , font un compofé
doué de tous les principes des
Chymiftes , qui me fervira à
rendre raifon de tous leurs
phenomenes & des experiences cy-devant rapportées.

En effet , cette huile ou
graiffe limoneufe qui furnage
à la furface de cette Eau , de
couleur de gorge de pigeon
changeante , n'eft autre chofe
que le fouphre du mars vola-
tilifé , qui frape l'odorat par
quelques atomes fulphurez
qui en exhalent , & lui donnent cet odeur fulphureufe
qu'on lui remarque , fembla-
ble en cela à la Cardinale de
Forges , qui porte feule fur fa
furface cette même pellicule
graiffeufe

graiſſeuſe qu'on voit s'échaper aiſément dans leur tranſport, & qui par conſequent
n'eſt qu'un ſouphre volatile
uni avec quelque petite portion de terre extrêmément di-
viſée, dont la deſunion ſe fait
auſſi-tôt que les eſprits s'en
diſſipent.

On voit par là le rapport
parfait que nos Eaux ont
pour le volatil avec la Cardinale, & qu'elles abondent
comme elle en un ſouphre
martial fort dévelopé, dont
il eſt aiſé de comprendre qu'-
elles tirent cette legereté &
cette ſoupleſſe que j'ai avancé
qu'elles avoient au-deſſus de
la Royale, par le mouvement
libre qu'il conſerve dans le
corps de l'Eau, dont les particules déja fléxibles & plian-

C

tes , aifées à fe mettre en mouvement , font déterminées à
pénetrer plus facilement le
fel & la terre minerales dans
lefquels elles s'infinuent , dont
il réfulte une union intime les
uns avec les autres , & par
confequent la legereté & la
foupleffe dont nous venons
de parler.

On ne peut pas nier non
plus le rapport particulier de
nos Eaux avec la Royale dans
leurs principes fixes. On n'a
pour cela qu'à examiner les
teintures qu'elles tirent avec
les differens mélanges cy-def-
fus rapportez , on les trouvera prefque femblables , auffi
bien que cette faveur auftere
avec aftriction qu'ont toutes
les Eaux ferrugineufes , qui ne
dépend que du fel fixe & de la

terre martiale intimement unie avec la partie sulphurée, n'y ayant que ces deux principes qui puissent ébranler les fibres nerveuses de la langue : or cette saveur est moins sensible dans nos Eaux que dans la Royale, & on ne la doit qu'à l'abondance du souphre martial qui en procure l'adoucissement, puisque d'ailleurs il a été démontré qn'elle est plus chargée de ces mêmes principes que celle de cette source. Ainsi voilà la preuve parfaite de sa superiorité par-dessus la Royale, & ce qui justifie qu'elle tient le milieu entre l'eau de cette source & la Cardinale.

Comme le goût ferrugineux se perd dans nos Eaux, de même que dans celles de

Forges, quand on les garde
quelques jours, quoique bien
bouchées, cela a fait croire à
bien des gens que c'étoit dans
le volatil qu'il résidoit , &
non pas dans le fixe ; mais si
cela étoit , les Eaux que nous
avons distillées en sortant de
la fontaine n'auroient - elles
pas gardé cette saveur après
leur distillation, ou du moins
n'en auroient-elles pas retenu
quelque legere impression , ce
qui est absolument contraire
à l'experience , puisqu'à quelque feu doux qu'on les mette ,
elles sortent insipides. On convient que ce n'est qu'à la suite
de l'évaporation des parties
spiritueuses que se perd la saveur des Eaux ferrugineuses :
mais qu'en conclure autre
chose , sinon qu'elles sont ne-

ceſſaires dans les Eaux fraîches & coulantes pour entretenir l'union des deux autres
principes, qui dès qu'ils ceſ-
ſent d'être ſoûtenus par leur
préſence & par leur mouvement libre dans le corps de
l'Eau, ſe précipitent par leur
propre poids ; de maniere que
ce même corps d'eau ainſi
dépourvû, ne fait plus d'é-
branlement ſur la langue.

C'eſt auſſi de ces trois principes ſi étroitément unis &
dévelopez dans nos Eaux,
que dépendent les differentes
couleurs que nous avons ti-
rées avec la noix de Galles,
la feuille de chêne briſée dans
les doigts, le ſyrop violat, &
les differens mélangés rapportez dans le chapitre précedent.

C iij

Tout le monde sçait que les couleurs ne sont que des modifications de lumiere differemment réfléchie ; & si quelqu'un en doutoit, les teintures qui se tirent tous les jours d'un ou de plusieurs mixtes par l'action des sels sur les souphres qu'ils contiennent, en seroient des preuves incontestables : non pas que les sels soient le principe des teintures, ce seroit peu connoître la nature des mixtes d'en parler ainsi ; elles ne dépendent toutes que des souphres qui entrent dans leur composition. Mais les sels en ouvrant & écartant les parties les plus serrées du corps dans lesquels ils s'insinuent, donnent occasion aux souphres qu'ils contiennent de

s'en dégager , & de faire fortir
la teinture qui y eft renfer-
mée; ce qui ne fe peut faire
fans que les fuperficies des
corps fur lefquels la lumiere
tombe , changeant de confi-
guration , il n'en réfulte differentes réflections ou refra-
ctions de lumiere qui nous
rapportent les couleurs de
rouge , de verd , de pourpre,
de violet , de jaune & de noir
que nous voyons journelle-
ment fe former par le mélange
d'un ou de plufieurs fouphres
enfemble avec des fels de differente nature , & c'eft de
cette maniere qu'on doit expliquer la teinture de rouge.
pourpre que nos Eaux chargées de leurs principes tirent
de la noix de galles,dans laquelle réfide un fel alumineux

mêlé avec un peu de sel ar-
moniac & beaucoup de sou-
phre, sur lesquels néanmoins
l'acide domine ; de violet dans
les feuilles de chêne , parce
que les sels y sont moins éxal-
tez que dans la noix de galles,
& plus enveloppez ; de verd
de pré dans le syrop violat qui
renferme beaucoup de fleg-
me , chargé d-une portion
très considerable de sel volatil concret , d'assez de fixe li-
xiviel & de beaucoup d'huile;
& enfin de blanc par leur mélange avec le sublimé corro-
sif , par l'action des sels cor-
rosifs.

A près cela doit - on être
surpris si nos Eaux , remplies
comme elles sont d'un sel alkali intimement uni avec la
terre martiale , & une partie

fulphurée volatile , remon-
tant dans l'eftomac , & les
premieres voyes des humeurs
vitrioliques , ou autres de même nature , teignent les excremens de noir.

Ce font les experiences fur
lefquelles toute l'Antiquité
s'eft fondée, pour dire que les
Eaux ferugineufes étoient vitriolées , c'eft-à-dire , chargées de fels & efprits acides ;
mais fi cela étoit , ne trouve-
roit-on pas le vitriol dans les
principes fixes ou volatils des
Eaux ? ne cailleroient - elles
pas le lait , quand on les mêle
enfemble ? fi c'étoit aux efprits vitrioliques qu'on doit
la couleur pourprée de la
noix de galles , & la noirceur
des excremens , les mêmes
efprits n'agiroient-ils pas de

même fur le fyrop violat, en le faifant rougir comme font tous les acides , au lieu de le rendre verd ? Ne voit-on pas avec plaifir l'eau reprendre au contraire fa premiere limpidité par l'efprit de vitriol , quand on le jette fur la teinture pourprée de la noix de galles ; le fyrop violat change deux fois de couleur, c'eft-à-dire, rougir par le mélange de l'acide du vitriol, & reverdir par l'huile de tartre ? ce font des faits qu'il me paroît difficile à attaquer, & qui prouvent que nos Eaux ne font point animées de cet efprit vitriolique, tant vanté dans les Livres ; & que les Medecins qui ont parlé des Eaux ferrugineufes, fe font contentez de rapporter les autoritez de ceux qui les ont precedez, fans en faire l'analyfe & l'examen qu'ils doivent au Public, & fur des préjugez qu'il eft aifé de détruire.

Le fer, dit-on, eft un corps métallique compofé de trois principes, fçavoir, de vitriol, de fouphre, & de terre. Y a-t-il quelqu'un affez temeraire pour affurer au Public, qu'il y a vû ces trois principes feparez diftinctement les uns des autres ; qu'il ait tiré un fel de ce metal reconnu pour vitriolique ? au contraire tous les Chymiftes ne conviendront-ils pas de bonne foi, que quoique ce metal foit facile à penetrer & à diffoudre par toutes les préparations qu'on a inventées ; cependant le fouphre, le fel & la terre, tout

mal digerez, & mal unis qu'ils
y font, & qui le compofent, ne
peuvent être divifez par aucun artifice que ce foit ; qu'ils
fe trouvent tous enfemble
dans chacune des parties de fa
fubftance, & ce qu'on appelle
fel de Mars, n'eft autre chofe
qu'une diffolution, & corpo-
rification de ce métal avec les
differens diffolvans dont on
fe fert pour le faire, & non
pas un veritable fel diftinct,
d'où il réfulte qu'il faut quelque chofe de plus qu'un acide,
pour faire une diffolution radicale de ce métal, qui étant
rempli de parties fulphureufes, liées avec les autres principes métalliques, demande
un menftrue convenable aux
globules fulphurées qui y font
contenues, fans quoi il n'y

auroit point de proportion entre le diſſolvant, & le corps diſſoluble ; c'eſt donc avec juſtice que nous avons adopté le ſentiment de l'Auteur du nouveau Syſtême des Eaux de Forges, en établiſſant avec lui pour diſſolvant de la mine de fer, le ſel hermetique de la terre, ou l'acide volatil central, uni avec un ſel alkali volatil ſulphuré & volatiliſé par la fermentation, par le moyen duquel nous trouvons dans nos Eaux une diviſion radicale des trois principes du mars, telle que nous l'avons fait voir dans le Chapitre précedent, où nous avons démontré que le ſel qui s'y trouve eſt un pur alkali bien different d'un ſel vitriolique ; ce qui fait tom-

ber l'idée que la même Antiquité a eue, que l'aſtriction
legere, avec cette ſaveur auſtere qu'ont toutes les Eaux
ferrugineuſes, ne venoit que
du ſel vitriolique qui étoit
contenu dans le mars.

Enfin pour achever de dé-
truire les préjugez qu'on a
eu juſques-ici de l'exiſtence
du vitriol dans le métal &
dans les Eaux ferrugineuſes,
il ſuffiroit de dire qu'on ne
le trouve ni dans le fixe, ni
dans le volatil, ni même
dans les eaux aigrettes & vi-
neuſes, comme celles de Spa
& de Pougues, dans les réſi-
dences deſquelles on ne tire
qu'un ſel qui a les qualitez
du vrai nitre, ou d'un ſel
ſulphuré. Mais penetrons
pour un moment les ſecrets

de la Nature, & voyons si on peut présumer que le vitriol entre dans la composition du mars ; il y a lieu de croire, & c'est le sentiment general des Naturalistes, que les mineraux & les métaux, ont radicalement tous les mêmes principes, & qu'ils ne different que par des proportions particulieres & inégales du souphre, du sel & de la terre, unis ensemble intimement, & par le plus ou le moins de maturité, ou de fixation qu'ils acquerent Que le sel universel répandu dans les entrailles de la terre, en est le pere commun ; & que tandis qu'il se conserve dans un état de fluidité, il s'unit en traversant les terres, avec differentes particules de sel & de

souphre trés-agitées & trés-
subtiles, qui selon les differentes matrices où il trouve
à se placer, forme par la fermentation & par l'évaporation de l'humidité surabon-
dante qui le tient toujours
fluide, une union parfaite
avec les differens corps qu'il
a rencontrez, d'où naissent les
differentes concretions minerales, alumineuses, nitreuses,
vitriolées & salées qu'on tire
tous les jours de la terre, parmi lesquelles les nitreuses se
trouvent plus communement
répandues; mais si ce même
sel universel nitro-sulphureux,
ou comme le dit Vanhelmont,
embrioné du souphre, s'unit
avec quelques substances métalliques, il passe par le même benefice de la fermentation,

tion, en confiftance de métal, dont les differens degrez
de maturité, de fixation &
de pureté, font le métal plus
ou moins noble, ou plus ou
moins parfait.

Sur ce principe j'ofe avancer qu'il n'y a aucune concré-
tion déterminée vitriolique,
que dans les marcafites fulphurées ; & que quand bien
même le premier être de ce
mineral s'uniroit dans la for-
mation du fer, avec les autres principes qui le compofent, changeant de configu-
ration avec les fubftances métalliques, il changeroit auffi
fon caractere vitriolique, &
le fel qu'on en tireroit feroit
plutôt un fel hermaphrodite
qu'autrement. En effet fi le
fel univerfel s'acroche avec

D

quelques autres sels, & qu'il entre ainsi dans la composition des mineraux, il ne peut être que d'une nature androgine ; mais s'il entre seul dans leur composition, comme il arrive souvent, il n'est point étonnant de le trouver dans leur dissolution radicale. Voilà pourquoi dans presque toutes les Eaux minerales, ou chaudes ou froides, & même dans les vineuses & aigrettes, comme celles de Spa & de Pougues, on ne trouve dans leur résidence que deux especes de sels, sçavoir, le vrai nitre, ou le sel commun ; ce qui prouve que l'acidité qui se rencontre dans les Eaux, ne vient que d'une matiere vaporeuse, qui n'est autre que le premier être du souphre

mineral, & des concretions
qui en réfultent, qui peut
bien être le principe du vitriol ; mais qui dans ce premier état n'eft pas un produit
vitriolique.

Peut-on croire aprés cela
que les Eaux veritablement
ferrugineufes foient vitriolées
dans le fens qu'on leur a donné jufqu'aujourd'hui ?

Dira-t-on que ces preuves
font legeres, & que c'eft par
un efprit de critique que j'ai
traité cette matiere ? Je fuis
perfuadé au contraire, qu'on
me rendra la juftice de croire
que c'eft par un pur amour
de la verité que j'ai propofé
mes fentimens, n'ayant d'autres vûes que celles d'être utile au Public, & de lui découvrir les fecours dont il a be-

foin dans les maladies les plus opiniâtres, & les plus ordinaires, en lui donnant les juftes idées qu'il doit avoir des Eaux minerales, que je regarde comme un des plus puiffans remedes que la Medecine ait à la main dans ces fortes d'occafions.

Reflexion fur l'Eau fimple.

En effet que ne peut pas l'ufage de l'Eau fimple par elle-même? elle eft regardée comme le feul diffolvant des corps falins, comme le plus grand délayant qu'il y ait dans la Nature, & le plus propre à conferver la fluidité dans les liqueurs, & à en procurer les dépurations; fa qualité fouple & infinuante la met au-deffus de tous les remedes

pour entretenir le commerce
mutuel des solides avec les liquides, & des liquides avec
les solides ; & ces oscillations
si necessaires à l'harmonie du
corps humain. Mais si l'eau
seule est capable de produire
des effets aussi surprenans &
aussi considerables, que ne
fera-t-elle pas quand elle se
trouve chargée d'une qualité
martiale, telle qu'ont nos
eaux d'Abbecourt, où les principes métalliques étant parfaitement dévelopez, agissent
tous concurrament ou sepa-
rement, pour absorber &
amortir les acides viciez de
l'estomac, & de la masse du
sang, lever les obstructions,
fondre les embarras, fortifier
les ressorts des parties, les re-
lâcher quand ils sont trop

tendus ou preſſez, & fournir par ce moyen des ſecours puiſ-ſans à la Nature, pour corri-ger & détacher ce que ces Eaux trouvent de défectueux dans toutes les parties où elles ſe portent par la voye de la circulation.

Ce ſont-là les proprietez en general de nos Eaux, dans leſquelles ceux qui connoiſ-ſent le mars, & ſes excellen-tes qualitez, les y trouveront dans leur état de perfection, & ſeront forcez d'avouer que le ſel qui y réſide, eſt de la qualité du vrai nitre, ou du ſel fixe alkali des plantes, puiſque dans tous les corps délicats il a, comme eux, la fa-culté d'émouvoir le ventre, & de purger.

Observation sur la limaille d'acier.

Quoique je fasse l'éloge du mars radicalement dissout dans les Eaux ferrugineuses, je ne prétends pas affoiblir pour cela la confiance qu'on doit justement avoir aux préparations martiales, & à la limaille de fer ou d'acier ; ce sont des remedes trop connus par leurs grands effets, pour ne leur pas donner toute l'approbation qu'ils méritent : ç'a été d'ailleurs la pratique de l'ancienne & de nouvelle Medecine, de s'en servir dans les maladies rebelles qui dépendent de l'embarras des parties du bas ventre, & du vice de coagu-

lation des liqueurs ; & l'on
trouvera leur usage bien établi dès le tems de Pline & de
Celse : ce n'est donc pas un
remede nouveau que la li-
maille de fer & d'acier. On
veut cependant la faire paf-
fer pour telle, & la donner
pour un remede univerfel
contre toutes fortes d'infirmitez & de maladies chroniques, fans en expliquer la
nature, les effets, & la maniere d'operer ; & c'est fur
quoi il me paroît fort important de donner quelques
éclairciffemens.

Tous les Chymistes ont
penfé que le mars en fubftance étoit un corps trop folide
& trop dur pour s'en fervir
interieurement fans préparation, perfuadez qu'ils ont été
qu'il

qu'il étoit impoffible, ou du moins tres-difficile qu'il fe diftribuât dans les parties éloignées, qu'il n'eût été diffout, penetré & rendu plus actif, & plus propre à fe communiquer, parce qu'autrement il s'arrêteroit dans les conduits des petits vaiffeaux, & pourroit produire des inflammations, des douleurs, des coliques, & une infinité d'accidents fâcheux. Voilà pourquoi il n'y en a pas un qui n'ait donné quelques préparations de fa façon; & en cela ils ont fait un grand bien à la Medecine; car quoiqu'aucun d'eux ne foit parvenu à faire la diffolution radicale du mars, & que nous n'ayons encore dans toutes nos préparations chymiques,

E

que quelques parties integrantes de ce métal empreintes de la portion des diſſolvans dont on s'eſt ſervi pour
les faire, nous ne laiſſons pas
d'en tirer de grands ſecours
dans les obſtructions d'entrailles, en gàrdant dans leur
uſage les précautions ordinaires.

Il s'agit donc de ſçavoir ſi
non ſeulement on peut donner en ſeureté ſa limaille de
fer ou d'acier toute crue, & ſi
elle a les avantages du Remede univerſel.

Il eſt certain que ſon uſage
ne doit point être regardé
comme indifferent, & qu'il y
a autant à craindre d'en faire
une mauvaiſe application,
qu'il y a d'avantage à s'en ſer-
vir dans les cas où elle con-

vient, & la raison en est naturelle, c'est l'estomac qui en doit faire la préparation, la dissolution & la distribution, s'il est assez vigoureux pour les bien accomplir, & que les dissolvans qui doivent lui aider à faire l'extraction des trois principes qui la composent sont du caractere que nous avons dit qu'elles doivent être, pour penetrer une mine de fer ; on ne doit aucunement douter des effets heureux qu'elle operera, & en ce cas elle sera un remede universel, & quasi miraculeux ; si au contraire la dissolution ne s'en fait qu'imparfaitement, ou point du tout, il est évident qu'il n'y a pas grand secours à en attendre, ou qu'on court risque d'en recevoir de mauvaiſes impreſſions par l'incorporation de quelques parties métalliques avec des diſſolvans vicieux, qui en reſtant dans les premieres voyes y peuvent cauſer des douleurs, & des irritations convulſives, ou en paſſant dans les parties obſtruées y augmenter l'obſtruction, ou y produire inflammation, comme cela eſt arrivé à beaucoup de perſonnes qui en ont pris indiſcrettement. Ainſi l'on voit combien il eſt prudent de n'uſer de ce remede que par le conſeil d'un ſage & ſçavant Medecin, qui certainement n'en déterminera l'uſage que ſur la connoiſſance du temperament, & des diſpoſitions de ſon malade, & qu'après avoir préparé le

corps à le recevoir par les
saignées, les purgations, &
les humectans.

CHAPITRE IV.

*Des proprietez en particulier des
Eaux d'Abbecourt, confirmées
par plusieurs observations.*

L'Experience a été de tout
tems la maîtresse des
Arts, & ce n'a été que par
l'observation qu'on les a ren-
dus parfaits. La Medecine a
été heureusement de ce nombre, & nous devons aux
grands Hommes des Siecles
passez, & à ceux qui vivent
encore dans celui-ci, toutes
les grandes découvertes qui
se font faites dans la Mecani-

que, dans la Chymie, dans
la Botanique, dans l'Anato-
mie, dans la Pharmacie, &
dans la Chirurgie, que nous
avons le plaisir de voir aujourd'hui au plus haut point
de perfection qu'elles puissent
être, & dont ce Royaume est
principalement redevable à
M. Fagon : ce grand Homme
ayant joint à la superioté de
son genie, à son grand goût
pour les Sciences, & à sa profonde capacité & experience
dans la Medecine, la confiance du plus grand Monarque
de l'Univers, à sçu mettre
tout en œuvre pour illustrer
cet Art, en soutenir toute la
dignité, & y former de grands
Hommes.

Comme son amour pour le
bien public étoit trés-éten-

du, il n'a rien épargné, ni fait épargner au Roy pour remplir des vûes si dignes de lui ; & nous pouvons dire à l'avantage de la France, qu'elle possede elle seule par les soins de ce grand Homme, tout ce que les autres Royaumes ne renferment que par parties.

Ce sont ces mêmes vûes qui l'engagerent de donner aux Eaux d'Abbecourt toute sa protection.

Dès que le sieur de Ferragus eut découvert cette Source minerale, & que j'en eus connoissance, il nous en fit faire devant lui les experiences. Il envoya sur les lieux le sieur de la Carliere, Medecin ordinaire du Roy, pour les examiner. Il nous obligea

d'en suivre de près les observations, & de les lui rapporter ; & il n'y en aura aucunes
dans ce Chapitre, ou du moins
peu dont il n'ait eu connoif-
fance, & fur lefquelles il ne fe
foit fondé lui-même pour en
confeiller l'ufage, perfuadé
qu'elles n'avoient rien que
d'excellent, qu'elles pouvoient
aller de pair avec les Eaux
de Forges, & même leur être
preferées dans les temperamens délicats, & dans certaines affections preffantes,
non feulement à caufe de leur
proximité, mais encore pour
les proprietez particulieres
qu'il leur connoiffoit. Cela feul
devroit fuffire pour faire efti-
mer ces Eaux ; mais comme
tout ce qui regarde la fanté
eft intereffant, & que la me-

thode la plus sûre & la plus
satisfaisante de connoître les
Eaux, est d'en donner le détail des effets ; je le ferai
d'autant plus volontiers que
rien n'excite plus la confiance
pour un remede, que d'ap-
prendre qu'il a gueri la même
maladie pour laquelle on le
prend.

ARTICLE I.

Elles guerissent les maux
de tête, les vertiges, les chaleurs d'entrailles, les vapeurs
des deux sexes, l'asthme sec,
les palpitations de cœur, l'affection hypocondriaque, le
scorbut, les vomissemens les
plus opiniâtres, les maux &
foiblesses d'estomac, les fiévres intermittentes, tierces,
doubles tierces, & quartes in-

vererées, les obſtructions, les jauniſſes, les pâles couleurs, les cachexies, les hydropiſies, les rhumatiſmes ; elles arrêtent les dévoyemens, gueriſſent la diſſenterie & les coliques, elles procurent le flux des hemorroïdes & des mois, elles l'arrêtent quand il eſt exceſſif, elles emportent les fleurs blanches & les gonorrhées ; elles conviennent aux coliques nephretiques , à l'expulſion des calculs, graviers, & autres matieres glaireuſes, aux chaleurs & acretez d'urine.

Quels ſont les remedes de qui on puiſſe ſe promettre dans des maladies auſſi differentes & auſſi conſiderables que celles que je viens de rapporter, des effets plus ſûrs &

plus furprenans. Les Chymiftes ont beau vanter leurs pa-
nacées, leur or potable, auffi
faux que l'idée qu'ils en ont
eft fauffe ; leurs fels & efprits
volatils, leurs effences balfamiques, leurs élixirs, & tout
ce qu'ils ont trouvé de plus
excellent par le feu & le char-
bon, ils n'ont rien pour les
maladies chroniques qui ap-
proche de ce que la Nature
nous donne dans ces Sources
falutaires, qui dans leur fim-
plicité renferment la vertu
des plus grands compofez, &
tout ce que les aperitifs, les
fondans, les purgatifs, les ab-
forbans, les fortifians, & les
purifians, ont tous enfemble
de plus admirable & de plus
parfait. Ainfi doit-on être
furpris fi par la difference &

la bonté de leurs principes, & leur convenance pour les maladies dont nous venons de parler, elles en operent les guerifons qui avoient échapé aux meilleurs remedes, la raifon eſt fort aifée à donner.

Toute la Medecine avoit été perfuadée, juſqu'à l'heureux tems que nous l'a découvert un illuſtre Moderne, que les liquides dans l'homme étoient le feul principe du mouvement de ſa machine, & des déterminations qui s'y faifoient ; que les folides n'agiſſoient que paſſivement, & que par confequent elle ne devoit porter fes attentions dans les cas de maladie, qu'à reformer le defordre des liquides, qu'à les purifier, qu'à en adoucir les faveurs étrangeres, & à remettre les fermentations dans leur état naturel, d'où sont venus les differens Syſtêmes d'alkalis, & d'acides de differente nature, d'acre, d'acerbe, d'auſtere, & d'amer à corriger ; mais depuis que par l'exacte obſervation, on eſt pleinement perſuadé que ce ſont les ſolides qui donnent l'impulſion aux liquides ; que la circulation des derniers eſt ſoumiſe aux moûvemens des premiers, avec une dépendance néanmoins mutuelle & reciproque d'équilibre. Les Medecins les plus ſages ont auſſi reconnu que leur premier devoir n'étoit pas de corriger ſeulement les vices des fluides, ni d'en tirer les hùmeurs gluantes, bilieuſes, ſereuſes,

& falées qui y dominent, les regardant comme des fuites de coagulation, & le produit des maladies, plutôt que leur caufe ; mais de commencer par rétablir le commerce mutuel des folides avec les liquides, & des liquides avec les folides, dans lequel réfide l'harmonie, en calmant les crifpations de ceux-ci, en rappellant leurs ofcillations renverfées, & en réduifant à leur état naturel celles qui y réfiftoient ; que de cette maniere ils appaiferoient volontiers les efforts impetueux des liquides, que les fermentations fe calmeroient plus facilement ; & qu'enfin les mêmes liquides redevenus foumis aux mouvemens des folides, reprenant l'ordre de leurs

circulations ordinaires, & fe
filtrans avec plus de liberté
à travers les colatoires, rece-
vroient des dépurations plus
promptes & plus faciles, &
que les purgatifs agiroient
avec plus de sureté & de succès. C'eſt ainſi que ce doivent entendre dans les maladies chroniques les effets
ſi ſurprenans des Eaux minerales, qui en penetrant par
leur qualité ſouple, inſinuan-
te & aperitive dans les parties éloignées, rendent aux
ſolides, ſans forcer leur reſſort ; cette flexibilité qu'ils
avoient perdue par des oſcillations ſpaſmodiques de longue durée, & aux liquides la
fluidité qu'une profonde coagulation, telle qu'on a coutume de la trouver dans ces

fortes de maladies, leur avoit
enlevée, & remettent par ce
moyen la Nature en état de
fe purifier ; j'entends ici parler des maladies chroniques
dans lefquelles le reffort des
parties n'a point été brifé,
ou pour lors les Eaux minerales font plus dangereufes
que profitables.

Sur ces principes établis
par les regles inconteftables
de la Mécanique, il eft facile
de rendre raifon par détail
des maladies que les Eaux
d'Abbecourt gueriffent , &
dont je donnerai des obfer-
vations à chaque Article.

Article II.

Les Eaux d'Abbecourt gue-
riffent les maux de tête, les
vertiges,

vertiges, les chaleurs d'entrailles, les vapeurs des deux
fexes, l'afthme fec, les palpitations de cœur, l'affection
hipocondriaque, & le fcor-
but.

Toutes ces maladies ayant
un rapport parfait les unes
avec les autres, pour leurs
caufes materielles, & ne dif-
ferant entr'elles que par des
accidens ou fymptômes particuliers, je n'en donnerai
qu'une feule explication.

L'homme jouit conftament
d'une fanté parfaite, tandis
que les folides & les liquides
font dans une mutuelle con-
cordance, je dis mutuelle,
car dès qu'il fe fait quelque
dérangement dans les mou-
vemens reglez des uns ou
des autres, foit par des crif-

pations ou oscillations forcées, soit par des fermentations étrangeres, l'équilibre
qu'ils doivent garder entr'-
eux se pert, & il tombe ne-
cessairement dans la maladie, ce qui n'arrive que par
l'abus qu'il fait des six choses non naturelles, qui sont
autant d'ennemis qui lui portent des coups funestes ; nous
n'avons que trop d'exemples
des unes & des autres dans les
impressions que lui font les
passions de l'ame, & dans les
suites dangereuses attachées
à l'excès du boire & du manger, & aux vices de la premiere digestion, d'où naissent
presque toutes les maladies
courtes ou longues dont il
est attaqué ; en effet quels
desordres ne doit-on point

attendre de fibres irritées, comprimées ou forcées dans leurs mouvemens, de ces crispations & contractions de forme differente, qui changent, troublent & confondent l'ordre des circulations du sang, de la lymphe, & du suc nerveux, & en empêchent les dépurations ? Que ne doit-on point craindre de l'excès du boire & du manger ; de ces assaisonnemens de viandes qui sont plutôt des poisons délicieux, que de veritables nourritures, de ces liqueurs spiritueuses, qui en faisant bouffer le sang, en rallentissent ou en précipitent le cours, & donnent occasion aux sucs qui en dépendent de s'aigrir, de se dévoyer, & de s'engager dans

les vaisseaux excretoires , &
de produire tout le desordre
des parties solides ? Enfin à
quelles infirmitez ne devien-
dra - t - il point sujet , quand
ce qui doit contribuer à sa
réparation , ne servira qu'à
le détruire ; j'entens parler
de la premiere digestion, dont
les erreurs ne se corrigent
point dans les autres, ou du
moins que fort difficilement ;
car si au lieu d'un chyle doux
& volatil, destiné à reparer
les dissipations journalieres
qui lui arrivent sans cesse,
il ne s'en fait qu'un mal fermenté , aigre & grossier ; le
sang infecté de cette matiere
se ralentit dans ses mouvemens , les fermentations loua-
bles y cessent , les distribu-
tions ne s'y font point , plus

de filtrations, & de dépurations, les recremens y abondent, on n'y trouve plus de
doux, d'acide, d'amer, d'a-
cerbe, & d'auftere, temperez,
mais un excès ou défaut de
quelqu'une, ou de plufieurs
de ces faveurs ; les vaiffeaux
preffez fe contractent violemment, redoublent leurs ofcillations, pouffent fans dif-
tinction & fans ordre, le fang
& les fucs qui en dépendent ;
en forte que ne fuivant plus
le cours ordinaire de leurs
circulations, ce qui devoit
refter dans les vaiffeaux fan-
guins, ou ce qui devoit en
fortir, eft quelquefois porté
dans les lymphatiques, dans
les excretoires, dans les nerfs
mêmes, & tres-fouvent dans
les glandes où il fe fait des

dépôts, des obstructions, des
irritations, des tremoufle-
mens, & des fecouffes fpafmodiques aufquelles fucce-
dent la confufion des efprits,
& une foule de maux par la
perte de cette mutuelle concorde qui doit regner entre
le folide & le liquide, & qu'on
y voit rarement durer long-
tems.

Voilà l'idée la plus jufte
que je croi qu'on doit avoir
des maladies chroniqnes en
general ; il ne me fera pas
difficile d'en faire l'application pour les maladies que
je traite dans ce Chapitre.

ARTICLE III.

Les maux de tête & les
vertiges habituels, ou font

idiopathiques , ou fympati-
ques , ou ils participent des
deux en même tems : quand
ils font idiopathiques, ils ne
dépendent que du vice des
folides , c'eft-à-dire, des ofcillations, vibrations, & des
directions viciées des fibres du
cerveau ; s'ils font fympati-
ques *ils* ne doivent être regardez que comme des ac-
cidens ou fymptomes d'au-
tres maladies , ou comme des
fuites des mauvaifes difpofi-
tions des liqueurs contrac-
tées par un vice d'épaififfe-
ment , ou de coagulation
dans les parties éloignées ,
mais s'ils tiennent des deux,
le liquide comme le folide fe
trouvant également affectez ,
l'un par les faveurs étrangeres dont il eft empreint , &

l'autre par des mouvemens spasmodiques, on ne doit point être supris ni de la continuité, ni de la violence des maux de tête & des vertiges.

Dans ces trois cas les Eaux d'Abbecourt y sont merveilleuses ; elles rappellent par leur qualité souple & insinuante les fibres du cerveau trop tendues ou trop crêpées, à ces mouvemens d'ondulations si necessaires aux fonctions du cerveau, & à la distribution des esprits, elles adoucissent, & elles temperent par les trois principes qu'elles contiennent les sels répandus dans le sang & dans les liqueurs qui tantôt les coagulent, & tantôt les dissolvent ; elles y rétablissent

le

le baume & la fluidité naturelle ; elles penetrent par leur qualité aperitive dans toutes les parties éloignées où il s'est formé des embarras ; elles délayent, elles fondent, elles dégagent, en relâchant & en fortifiant en même tems, & redonnent par là au liquide & au solide cet équilibre auquel est attaché l harmonie.

OBSERVATIONS.

M. Michel, Religieux & Procureur de ladite Abbaye, âgé de 51 ou 52 ans, fort plethorique, attaqué depuis plusieurs années de vapeurs & de vertiges, accompagnez de douleurs & pesanteurs de tête, presque toujours prêt à tomber, principalement en

G

baiſſant la tête, avec perte entiere de l'odorat, qu'aucun remede n'avoit pû guerir, a été conſiderablement ſoulagé par l'uſage de ces Eaux, deſdites vapeurs & vertiges qui le menaçoient d'apoplexie. Ayant recouvré l'odorat, & ſes douleurs de tête s'étant abſolument diſſipées.

Pour plus ſurement confirmer le premier ſuccès deſdites Eaux qu'il prit dans le mois d'Août 1709, & le preſerver du retour incommode & dangereux des mêmes ſymptomes; il les reprit en 1710 dans le mois de Juillet pendant trois ſemaines, dont l'effet fut ſi heureux, qu'il eſt preſentement dans ſon état naturel, à quelques douleurs legeres de migraines prés, qu'il reſfent de tems en tems ; les Eaux lui ont tenu toujours le ventre libre ; il n'a pas ceffé de les rendre au double par les urines ; & pendant leur ufage les excremens ont toujours été teints de noir.

J'en ai vû des effets admirables dans la perfonne de M.   Confeiller au Parlement de Paris, attaqué de douleurs de tête depuis cinq ans, avec perte de memoire, qui en fut gueri en 1713, & qui tous les ans les a preferées aux Eaux de Forges, dont il avoit fait ufage les deux premieres années de fon incommodité, par le fuccès qu'il en avoit eu, & la liberté du ventre qu'elles lui donnoient lorfqu'il en prenoit.

Dans M.   Avocat
au Parlement , gueri de vertiges en 1713.

Dans Mademoiselle . le
Vasseur guerie en 1715.

Dans M.   Architecte
du Roy, gueri dans la même
année.

Dans M. de Giffart attaqué
des mêmes incommoditez &
douleurs d'estomac qui lui
ôtoient l'appetit , & qui a
été gueri dans le même tems;
& enfin dans plusieurs Reli-
gieuses de Haute-Bruyere &
de Maubuisson.

Article IV.

Il s'agit presentement d'expliquer comment les chaleurs
d'entrailles, les vapeurs des
deux sexes, l'asthme sec, les

palpitations de cœur, l'affection hypocondriaque, & le
scorbut, se produisent.

Personne n'ignore que c'est
en partie dans la masse du
sang que reside la vie, que
c'est une liqueur quoique ho-
mogene, composée de divers
principes, d'où se separent
comme d'une source intaris-
sable tous les sucs destinez à
entretenir les fonctions du
corps & des parties, tels que
sont les esprits animaux, la
salive, le suc pancréatique,
le ferment digestif de l'estomac, la bile & le suc nourricier ; que c'est elle qui communique la chaleur aux parties ; que c'est d'elle d'où se
détachent tous les excremens
sensibles & insensibles, comme sont les sueurs, les urines,

les évacuations du ventre, & la matiere de l'infensible tranfpiration ; que cet ordre ne s'entretient qu'autant que les liquides font foumis aux mouvemens des folides ; car dès que la revolte fe fait fentir dans les uns ou dans les autres, le fang & les fucs qui en dépendent ne fuivant plus leurs mouvemens de direction, fe confondent, changent leur conftitution naturelle, s'alterent ou fe corrompent, fe dévoyent, paffent dans des canaux étrangers, s'y engagent, bouchent les vaiffeaux excretoires, & felon les differentes parties où fe font les dépôts, il fe forme des irritations convulfives, qui donnent naiffance, tantôt à des chaleurs d'en-

trailles, tantôt à ce qu'on appelle vapeurs, une autrefois à
des palpitations de cœur, à
l'aſthme ſec, & à d'autres
ſymptômes qui caracteriſent
l'affection hypocondriaque &
le ſcorbut, que toutes ces maladies accompagnent le plus
ſouvent, ou qui diſtinguées,
ne laiſſent pas d'en être des
branches.

C'eſt principalement dans
ces diſpoſitions où nos Eaux
font des effets ſinguliers, la
qualité délayante qu'elles portent par excellence, rétabliſ-
ſant la flexibilité dans les fibres irritées, les rappelle à ces
mouvemens doux d'ondula-
tions ou d'oſcillations qu'elles avoient perdu ; le ſang
chargé comme il eſt ordinairement dans toutes ces eſpe-

ces de maux , d'une falure
étrangere de differente nature , qui en rallentit le cours ,
trouve dequoi s'adoucir par
leur qualité martiale & ab-
forbante , & fe délivrer de l'a-
bondance des fels qui chan-
geoient les fermentations naturelles en tumultueufes : enfin les fucs écartez & engagez
dans les parties éloignées re-
prenans leur fluidité naturelle , par cette qualité fpiri-
tueufe , fulphurée & aperitive qui fait une partie de
leur vertu , rentrent dans le
cours ordinaire de la circulation , & par ce moyen les
colatoires rétablis dans leurs
premiers droits , accomplif-
fent les dépurations aufquels
le calme & la tranquilité des
liquides font attachez.

OBSERVATIONS.

M. Guerin le fils, Commiſſaire Provincial d'Artillerie, & ſa femme, ont été gueris en 1713 de vapeurs conſiderables ; le mari en a repris deux années de ſuite, & s'eſt confirmé par là dans une meilleure diſpoſition, à quelques incommoditez près, auſquelles ſont toujours ſujettes les perſonnes qui ont été une fois touchées d'affection mélancolique.

Madame de Montade & Meſdemoiſelles ſes filles, ont été gueries de chaleurs d'entrailles en 1714.

M. l'Abbé Arſan & M. l'Abbé des Eſſarts, en ont reçu tout le ſoulagement poſſi-

ble pour des vapeurs, la même
me année.

Madame la Marquife de
en a pris
en 1714 & 1715, pour des chaleurs d'entrailles exceſſives,
dont elle a été abſolument
guerie.

Madame des Gots, femme
d'un des Contrôleurs Generaux des Bâtimens, de même
pour des vapeurs & maux de
tête.

Mademoiſelle de Trente
attaquée depuis long-tems de
vapeurs, en prit l'année 1716,
& depuis elle publie par tout
qu'elle leur doit la tranquilité dont elle jouit.

Le Vicaire de Carriere-
ſous-Poiſſy, malade d'une
fiévre tierce depuis plus de
trois mois, & ſcorbutique

d'ailleurs, a été gueri parfaitement en 1714 du scorbut & de la fiévre.

La femme d'un nommé le Moine de Poissy, attaquée d'un asthme convulsif, & de la fiévre en même tems, fut guerie parfaitement de l'un & de l'autre, par l'usage de ces Eaux.

Mademoiselle Cad âgée de seize ans & demi, d'un temperament bilieux mélancolique, malade de palpitations de cœur depuis six mois, & dans des dispositions de pâles couleurs, fut guerie des unes & des autres par nos Eaux, qui en cinq jours lui ôterent ses palpitations, commencerent à lui donner de l'appetit, & à rétablir la couleur de son visage, quoiqu'elle eût fait beaucoup de remedes sans aucun succès.

M. le Grand Prevôt de S. Germain en Laye, en a pris deux années de suite pour l'asthme sec, & n'en a ressenti depuis ce tems que de tres-legers accès.

Presque tous les malades dont je rapporte les observations, ont été purgez par les Eaux, quoique leur principale détermination soit par les urines, ce qui prouve que le sel alkali qu'elles contiennent ayant la faculté d'émouvoir le ventre, est de la qualité du vrai nitre, ou du sel alkali fixe des plantes, comme nous l'avons fait voir dans les Chapitres précedens; qualité qu'on ne sçauroit trop louer dans les Eaux froides

& ferrugineuſes , qui leur doivent donner une juſte préference dans les temperamens délicats où l'abondance des humeurs demanderoit la purgation frequente , & où les oſcillations ſpaſmodiques en interdiſent l'uſage.

ARTICLE V.

Elles guériſſent les vomiſſemens les plus opiniâtres, les maux & foibleſſes d'eſtomac , les fiévrés intermittentes , tierces , doubles - tierces & quartes inveterées, les obſtructions, la jauniſſe , les ſchirres naiſſans , les rhumatiſmes , les cachexies , les pâles couleurs & les hydropiſies.

Le vomiſſement n'eſt autre choſe qu'une convulſion d'eſtomac excitée par l'irritation des fibres nerveuſes de cette partie , dont les oſcillations troublées & renverſées portent par haut ce qu'elles devroient charier par bas. Comme l'eſtomac eſt un viſcere qui a des relations intimes avec toutes les autres parties du corps, il ſouffre avec elles dans leurs maladies , comme elles ſouffrent avec lui dans les ſiennes. Voilà pourquoi le vomiſſement eſt ou idiopatique ou ſympatique, c'eſt-à-dire une affection qui lui eſt propre ou qui lui eſt communiquée.

Dans l'une la cauſe s'engendre ou eſt portée non ſeulement dans ſa capacité, mais encore y eſt adherante ; & l'autre eſt une ſuite des mala-

dies ou de l'irritation des parties avec lesquelles il a plus de
rapport.

Nous ne traiterons ici que
du vomissement idiopatique
& du sympatique, qu'entant
qu'il regarde les maladies
chroniques ausquelles les
Eaux conviennent.

Les maladies de l'estomac
habituelles ne peuvent venir
comme celles des autres parties organiques, que du vice
du solide ou du liquide, ou de
tous les deux ensemble : son
sentiment exquis le rend encore plus susceptible des impressions de l'un & de l'autre,
& l'on voit tous les jours qu'-
aux moindres mouvemens des
passions de l'ame, comme aux
plus petites attaques de maladie, il reçoit des commotions

étonnantes qui produifent
prefque toujours le vomiffement. Ainfi que n'arrivera-
t-il pas quand les mouvemens
fpafmodiques y feront de longue durée, qu'ils auront dé-
rangé le cours reglé des efprits & des liqueurs, ou quand
ces mêmes liqueurs infectées
de faveurs étrangeres, en ir-
riteront les fibres, & y produiront des fecouffes convulfives.

De tous les fucs qui fe portent à l'eftomac, il n'y en a
point de plus à craindre pour
le vomiffement & pour toutes
les autres maladies chroniques dont ce vifcere eft attaqué, que le ferment digeftif
qui fe fépare dans les glandes
de fa membrane veloutée,
lorfqu'il a perdu fa qualité
naturelle,

naturelle , & que d'acide &
d'alkali volatil sulphuré ,
qu'il doit être pour être un
parfait dissolvant , il a pris le
caractere de sel vitriolique ,
d'acre ou de quelqu'autre sel
fixe que ce soit : car pour lors
non seulement il corrompt la
digestion, mais encore il irri-
te, il secoue & ébranle si violemment les fibres nerveuses
de l'estomac , que faisant prendre aux esprits une détermination contraire à la nature,
il excite le vomissement ; ou
si l'irritation des mêmes fibres
ne va pas jusqu'au renverse-
ment, elle se termine du moins
à des douleurs.

Comme c'est à ce levain
volatil qu'on doit attribuer
la dissolution des principes
essentiels des alimens , déja

H

commencée par l'action du
fuc falivaire qui les a pene-
trez, c'eſt auſſi du vice de ces
deux fucs que dépend celui
de la digeſtion ; car ſoit qu'ils
ſoient trop foibles pour pénetrer les alimens, ſoit qu'ils
ayent perdu de leur volatilité,
ou que les alimens pechent
par leur qualité ou par leur
mauvais ſuc, ou qu'enfin ils
ſoient intercepté en tout ou
en partie dans les petites
glandes où ils ſont portez par
les arterioles ; dans tous ces
cas la digeſtion ſe trouvant
également viciée, l'eſtomac
en ſouffre, ou par des peſan-
teurs, ou par des rapports aigres, ou par des vents ; & ſouvent ces accidens ſont accompagnez de perte & de dépra-
vation d'apetit, & de-là naiſ-

sent les maux & foiblesses d'e-
stomac, qu'on ne voit que trop
fréquemment aujourd'hui.

Si ce desordre ne se com-
muniquoit qu'à l'estomac, il
n'y auroit pas tant à craindre ;
mais nous avons déja fait voir
les suites fâcheuses de l'erreur
de la premiere digestion, ce
que le chyle mal fermenté
produit dans les liqueurs, &
l'alteration que les fonctions
naturelles produisent dans les
vitales, & les vitales dans les
animales. Ainsi pour ne pas
tomber dans la répetition, je
me contenterai de dire qu'un
chyle plein de crasse & d'im-
puretez, pénetrant avec ce
caractere dans le sang, ne
sçauroit y être long-tems sans
former des digues, qui pres-
sant les vaisseaux, les forcent

à redoubler leurs oſcillations
pour s'en défaire. Les liqueurs
confondues & pouſſées auſſi.
violemment , s'échauffent ,
s'agitent & entrent en fermentation , non ſeulement par la
réſiſtance qu'elles font aux
mouvemens trop fréquens
des ſolides , mais encore par
le déployement des levains
étrangers qui y ſont renfer-
mez , d'où naiſſent les fiévres
tierces , doubles - tierces &
quartes , dont les accès ſont
plus ou moins longs & d'un
caractere different , ſuivant
les differens dégrez de fixation ou de coagulation que
ces mêmes levains ont acquis :
mais ſi ces mêmes liquides
dans leur état de confuſion ,
ſans perdre leur caractere
d'épaiſſiſſement & ſans entrer.

en fermentation, sont poussez hors de leurs routes ordinaires, selon les differentes parties où ils sont déterminez, ils y laissent differens embaras, car s'ils s'engagent dans les vaisseaux excretoires, ils y produisent des obstructions tantôt generales, & tantôt particulieres ; s'ils fixent la bile dans le foye, ils causent la jaunisse ; s'ils font quelque dépôt dans les glandes conglobées, ils forment des schirres ; s'ils pénetrent dans les vaisseaux lymphatiques ou dans les nerfs, on ne voit qu'inondations particulieres & rhumatismes par l'embaras qu'ils y laissent ; si tous les colatoires en sont engorgez, le défaut de dépuration produit les cachexies, les pâ-

les couleurs, & presque toujours les hydropisies, parce
que les serositez trop multi-
pliées trouvant le corps des
glandes bouché par les visco-
sitez, le répandent dans les ca-
vitez où elles trouvent moins
d'obstacle : & c'est aussi à l'occasion de tous ces sucs dé-
voyez que se fait le vomissement sympatique, soit par
l'irritation convulsive qui se
fait dans les parties & qui se
communique jusqu'à l'estomac, soit par le reflux de
quelque humeur acre dans sa
capacité.

Nous avons eu le plaisir de
voir dans toutes ces especes de
maladies nos Eaux avoir des
succès admirables. Leur premiere action se faisant dans
l'estomac, il n'est pas éton-

nant que par leur vertu martiale elles n'émouſſent les ſels
vitrioliques ou de toute autre nature qu'ils ſoient, qu'-
elles ne les détrempent par
leur humidité abondante, &
qu'elles ne les diſſolvent auſſi
bien que toutes les glaires
dont il étoit plein, en les pré-
cipitant enſuite par la voye
des inteſtins, comme il eſt aiſé de le remarquer par les excremens noirs que les malades rendent. Elles redonnent
à l'eſtomac par cette aſtriction douce & legere qu'elles
ont, cette fermeté qu'il avoit
perdue par les ſecouſſes dont
il avoit été attaqué. Enfin il
eſt encore moins étonnant que
paſſant par le ſang elles in-
ciſent & percent par la force
des eſprits dont elles ſont em-

preintes, ce qu'il y a de vifqueux ; qu'elles y rétablissent
cette fluidité qu'il avoit perdue , qu'elles lui communi-
quent cette douceur balfami-
que dont elles font chargées ,
& qu'enfin pénetrant jufque
dans les parties les plus éloignées , elles en calment les
crifpations ou froncemens ,
relâchent les refforts trop
tendus , & ouvrent les pores
des colatoires en fondant les
humeurs qui s'y étoient fixées
& coagulées , & que par là
elles rétabliffent le commerce mutuel du liquide & du folide.

Elles ont guéri M. Duport
le jeune , Religieux de l'Abbaye , âgé de trente-cinq ans,
attaqué depuis fept ans d'un
vomiffement de fang , dans lequel

quel il en rejettoit jufqu'à
deux pintes, dans les efforts
violens qu'il faifoit, à la fuite
duquel il tomba dans une leu-
cophlegmatie accompagnée
d'un vomiffement de tous les
alimens qu'il prenoit & qu'il
ne pouvoit digerer, par les
horribles aigreurs dont il étoit
fatigué. Il fut un des ptemiers
qvi en fit une heuteufe experience en 1709. car elles lui
arrêterent fon vomiffement
fans aucun retour pendant
toute l'année : il en reprit
l'année fuivante, & à tous les
ans continué de même ; en-
forte qu'il n'a eu depuis ce
tems-là aucune incommo-
dité.

Madame de S. V. âgée de
55 ans, d'un temperament
bilieux, & d'une conftitution

foible & délicate, aprés avoir
souffert un dévoyement se-
reux & bilieux, & quelquefois d'humeurs crûes & glai-
reuses, fut attaquée de douleurs & de coliques d'estomac fort violentes, à la suite
desquelles elle devint cachectique, avec une bouffissure
generale, une jaunisse, &
trois chancres sous la langue
& au palais tres-considera-
bles, pour lesquelles elle avoit
fait plusieurs remedes inutilement. Le Medecin qui la
traitoit lui ayant conseillé
nos Eaux, elle les prit avec
tant de succès, que de jour
en jour elle voyoit disparoî-
tre quelqu'un des accidens
dont elle étoit attaquée. Les
premiers cinq jours qu'elle
en fit l'usage, lui enleverent

fon enflure ; fa jauniffe commença à difparoître ; les ulceres de fa bouche diminuerent, & au bout de vingt-cinq jours qu'elle en eut ufé, elle fe trouva fi bien guerie, que depuis ce tems-là, elle n'a eu aucun reffentiment des accidens pour lefquels elle les avoit prifes.

Madame d'Eg. Religieufe, âgée de foixante-huit ans, fujette à des indigeftions & à des aigreurs qui lui caufôient de frequens vomiffemens de glaires acides moufeufes, ayant fouffert depuis deux ans differentes rechûtes de fiévre, tantôt continue avec redoublemens, tantôt double tierce, tierce, quelquefois quarte, & le plus fouvent des accès fi irreguliers, qu'il lui en prenoit un tous les sept jours, quelquefois tous les quatorze , pourquoi on lui avoit fait user du quinquina en fort grande quantité sans succès, fut guerie de son vomissement, de la perte d'appetit , & de ses aigreurs par l'usage de nos Eaux, & fut trois mois ensuite sans se ressentir de la fiévre.

La fille de la Cassiere de Mignot, âgée de dix ans, attaquée depuis quatre mois de la fiévre quarte, qui étoit devenue triple quarte depuis huit jours, ne voulant prendre aucun remede, sa mere de son chef lui donna à boire de nos Eaux dans son frisson, pendant lequel elle avoit une soif fort rude, autant qu'elle

en voulut boire ; elles la pur-
gerent beaucoup, quoiqu'elle
les rendit parfaitement par
les urines. Dès le second jour
de leur usage, la fiévre diminua considerablement, & au
cinquiéme elle fut parfaitement guerie : sa mere ne laissa
pas de les lui continuer pendant huit jours seulement
sans avoir aucune préparation, ni précaution.

M. Menil âgé de soixante-
quatre ans, attaqué depuis
trois mois d'une fiévre tierce, devenue double tierce,
avec un violent dévoyement,
& un dégoût extraordinaire
qui ne cedoient ni au quinquina, ni à aucun remede,
guerit parfaitement sans aucune rechûte par l'usage de
ces Eaux.

Fiij

Le Concierge du Prieuré de S. Blaise, a été guéri de la fiévre quarte dont il étoit malade depuis long-tems.

Mademoiselle Cad, âgée de dix-sept ans, d'un temperament pituiteux & mélancolique, sujette depuis plusieurs années à des maux d'estomac, & depuis un an à des palpitations de cœur avec des lassitudes, dégoûts, & pâles couleurs, pour lesquelles on lui avoit donné differens remedes, & des opiates martiales, a été guerie aprés trois semaines de l'usage de nos Eaux; en sorte que l'appetit lui est revenu, la pâle couleur s'est dissipée, & la couleur vermeille s'est rétablie.

Madame de Benoist, mere de M. le Prieur de Saint-

Germain, sujette à des coliques hepatiques qui lui laiffoient toujours un peu de jaune répandu fur le vifage pendant quelques jours, fut attaquée d'un accès fi violent en 1715, qu'elle tomba dans une jauniffe & un dégoût épouvantable, dont la durée commençoit à lui en faire craindre les fuites ; & comme elle avoit une repugnance extraordinaire pour les remedes, je lui confeillai aprés une fimple préparation, l'ufage de nos Eaux, qui eurent tout le fuccès qu'on en pouvoit attendre, puifque la jauniffe & le dégoût fe diffiperent, & qu'elle jouit depuis ce tems-là d'une fanté parfaite.

M. Gueret Avocat en Parlement, âgé de soixante-trois ans, d'un temperament bilieux mélancolique, ayant souffert à Paris pendant huit mois de grandes douleurs dans les lombes & dans le dos, en forme de rhumatisme, se plaignant d'ailleurs d'une douleur fixe à la region de la ratte, & d'un embarras general d'entrailles, marqué par une jauniſſe répanduë ſur ſon viſage ; aprés pluſieurs remedes ordonnez par differens Medecins, ſans aucun ſoulagement, vint changer d'air à Chennevieres proche Conflans, dans ſa Maiſon de campagne, vers le mois d'Octobre, où il prit nos Eaux pendant trois ſemaines, dont il reçut un ſi grand ſecours, qu'il s'en retourna à Paris presque gueri , quoique les Eaux qu'il prenoit fussent transportées de deux jours , elles ne laissoient pas de passer librement par les urines , de lui tenir le ventre libre , & de teindre les excremens de noir.

Madame de Sainte-Th. âgée de vingt-deux ans , d'un temperament sanguin mélancolique , malade depuis huit mois d'une fiévre double tierce tres-violente , accompagnée de vomissemens au commencement de chaque accès, & d'une douleur sourde à la region du foye , à laquelle insensiblement se joignit une dureté assez considerable , nonobstant les soins que prenoit son Medecin ordinaire , de combattre la fiévre & tous

ſes accidens par les remedes generaux & particuliers
qu'on a coutume de prati-
quer en pareil cas, étant d'ailleurs dans un dégoût inſup-
portable, & dans des gon-
flemens d'eſtomac depuis que
ſes regles s'étoient ſuppri-
mées, fût conſeillée de join-
dre à une opiate febrifuge &
meſenterique qu'elle pre-
noit, l'uſage des Eaux d'Abbecourt pour boiſſon ordinaire, ce qu'elle fit pendant
un mois ; au bout de huit
jours la fiévre diminua, les
maux & gonflemens d'eſto-
mac ceſſerent, on vit l'appetit & les forces revenir de
jour en jour, la fiévre & la
dureté décroître ; de maniere
qu'aprés trente jours de boiſſon de ces Eaux, elle ſe trou-

va parfaitement guerie. Il eſt vrai qu'elles lui faiſoient des effets ſinguliers ; car non ſeulement elles la purgeoient, mais encore elles la faiſoient uriner au double de ce qu'elle buvoit, & elle ſuoit aprés les avoir bûes juſqu'à changer de linges.

Elles ont gueri M. Louvet, Valet de Chambre de M. le Maréchal de Villeroy, malade depuis plus de trois mois d'une diſpoſition cachectique, aprés les avoir priſes l'année paſſée pendant vingt-quatre jours, par le conſeil de M. Falconet le pere.

Un Payſan d'Orgeval âgé de trente-huit, attaqué depuis trois mois d'un rhumatiſme avec une fiévre qui le tenoit au lit, fut gueri de l'un & de l'autre aprés trois semaines de l'usage de ces Eaux.

La femme d'un nommé Hebert des Bouillons, âgée de soixante-dix ans, fut guerie d'un pareil rhumatisme qui la fatiguoit depuis quatre mois.

Un homme du Village des Champs-des-Biens, fut gueri pareillement d'un rhumatisme.

M. Bouchet de Hequancourt, devenu hydropique aprés une fiévre de quatre mois, accompagnée d'une tension douloureuse d'entrailles, prit de ces Eaux par mon conseil, & guerit parfaitement aprés un mois de leur usage.

Un Paysan des Bouillons,

âgé de quarante ans, nommé Alexandre Tuillier, attaqué d'une hydropifie afcite & timpanite en 1711, fut confeillé par le Chirurgien du pays de boire de ces Eaux. Il m'a affuré qu'il en avoit été parfaitement gueri dans le milieu de l'hyver.

Madame de Laftre âgée de quatre-vingt ans, hydropique depuis quatre ans, à qui on avoit déja fait vingt-cinq ponctions, ne pouvant uriner, & fouffrant d'ailleurs une démangeaifon generale, & fort inquietante, avec une douleur de tête confiderable, prit de ces Eaux par le confeil du Medecin de la maifon ; elles pafferent fi bien les deux premiers jours, qu'on lui en continua l'ufage pendant quinze; au quatriéme jour la démangeaison & le mal de tête cesserent, & l'appetit devint meilleur qu'à l'ordinaire ; en sorte que cela éloigna la ponction qu'on avoit coutume de lui faire tous les quinze jours à deux mois.

ARTICLE VI.

Elles arrêtent les dévoyemens, gueriffent les diffenteries & les coliques ; elles procurent le flux des hemorroïdes & des mois ; elles l'arrêtent quand il eft exceffif ; elles gueriffent auffi les fleurs blanches, & les gonorrhées.

J'ai dit dans l'article precedent que c'étoit du fang que fe feparoient les excremens fenfibles & infenfibles, qu'il

falloit pour que la nature
remplit parfaitement fes fon-
&ions, que les fucs deftinez
pour chaque partie y fuffent
portez avec équilibre, &
fans confufion : ainfi dès que
cet ordre eft renverfé par les
mouvemens difcordans & tu-
multueux des folides & des liquides, il eft facile de concevoir comment la maffe du
fang alterée dans fes principes, confondue avec differens fucs de falure differente,
pouffée d'ailleurs par des ofcillations égarées, & par des
contractions violentes qui en
changent les circulations di-
rectes, produit les dévoyemens de toutes couleurs par
l'expreffion qui fe fait dans
les glandes de l'eftomac, du
pancreas, du foye, du me-

zentere, & des inteſtins, des humeurs dont elle regorge, cauſe des dyſſenteries ; quand les ſucs acres & corroſifs en ouvrent les extremitez des arterioles, les coliques ; quand les mêmes humeurs acres picottent les parties nerveuſes des entrailles, les fleurs blanches dans les femmes par la détermination d'une lymphe chargée de ſels acres, aigres & bilieux, ou d'un ſuc purement chyleux qui ſe ſeparent dans les glandes de la matrice ; les gonorrhées, lorſque par un reſte de virus les proſtates & les veſſicules ſeminaires ſe trouvant un peu relâchées ou irritées, laiſſent échaper les liqueurs qu'elles doivent naturellement contenir ; le flux exceſſif des hemorroïdes

morroïdes & des regles,
quand le fang trop acre &
trop diffout, forcé dans fes
vaiffeaux, fe portant plus
abondament du côté des hemorroïdes & de la matrice,
en ouvre les vaiffeaux ; & enfin la fupreffion de ces mêmes
évacuations, lorfque cette
même maffe de fang fe tranf-
porte dans d'autres parties,
& ceffe d'y couler, ou par le
refferrement des vaiffeaux qui
y aboutiffent, ou par fa qualité trop épaiffe ou trop vif-
queufe, qui l'empêche de penetrer jufqu'aux extremitez
des vaiffeaux capillaires.

Rien ne prouve mieux que
nos Eaux font parfaitement
ferrugineufes, que la gueri-
fon des maladies dont nous
venons de parler, puifqu'el-

K

les ont, comme le mars, la qualité d'ouvrir & de refferrer, de lâcher & de fortifier, ce qui ne fe peut attribuer qu'aux trois principes intimement unis & developez qu'elles renferment, qui agiffant concurremment ou feparement, relâchent & amoliffent les folides, les rappellent à ces ofcillations pacifiques dont dépend le cours reglé des liqueurs, y rétabliffent la fluidité que les fucs groffiers & vifqueux leur avoient ôtée, & levant par ce moyen les obftructions & les embarras des parties, le folide comme le liquide fe retrouve dans fon équilibre naturel ; ainfi il eft aifé de comprendre que nos Eaux fe chargeant des fels qui fixoient les humeurs dans l'eſtomac, le pancréas, le foye, la ratte, les inteſtins, le mezentere, la matrice, & dans toutes les parties du bas ventre ; ces mêmes parties étant débaraſſées des mauvaiſes humeurs qui les accabloient, reprennent leur vigueur & leur reſſort, & chacune d'elles ouvre ou reſſerre ſes conduits ſuivant qu'il en eſt beſoin, & c'eſt de cette maniere que ſe doit entendre l'action aperitive, & aſtringeante du mars.

OBSERVATIONS.

Le Cocher de M. l'Abbé d'Abbecourt, âgé de quarante ans, d'un temperament bilieux melancolique, ayant ſouffert pendant le mois de

Juin 1710 une fiévre opiniâtre, fut aprés sa gurison attaqué de coliques violentes,
suivies d'un dévoyement se-
reux & bilieux, pour lesquelles il avoit fait differens remedes inutilement, ce qui le
détermina à prendre les Eaux;
le troisiéme jour de leur usage les coliques cesserent, & le
dévoyement s'arrêta, & les
ayant continuées pendant
quinze jours à leur Source,
pour se confirmer dans sa
guerison, l'appetit lui revint
parfait, & il recouvra les forces beaucoup plus promptement qu'il n'y avoit lieu de
l'attendre; il les rendoit pres-
qu'aussi-tôt qu'il les prenoit
par les urines, & même en
plus grande quantité qu'il
n'en avoit bû, sans qu'elles

lui laiſſaſſent aucun gonfle-
ment, ni peſanteur à l'eſtomac.

M. de Rey d'un tempe-
rament ſanguin mélancoli-
que, attaqué depuis trois
mois d'un dévoyement trés-
conſiderable, accompagné
d'un flux hemorroïdal, ſe
trouvant d'une foibleſſe ex-
ceſſive par ces deux évacuations, prit par mon conſeil
les Eaux d'Abbecourt ; aprés
avoir tenté differens remedes inutilement, en ſix jours
de tems le cours de ventre
& d'hemorroïdes s'arrêta,
l'appetit qu'il avoit perdu revint, ſes forces ſe rétablirent,
& aprés vingt-cinq jours de
l'uſage de ces Eaux, il ſe trouva parfaitement gueri.

J'ai vû une gueriſon ſur-

prenante dans un garçon Boucher du Village d'Acheres,
demeurant à Paris depuis plufieurs années, qui avoit un
flux hepatique depuis neuf
mois, pour lequel il avoit fait
tous les remedes fpécifiques
des plus habiles Medecins.
Cette obfervation eft finguli-
liere par fes circonftances.
Ce garçon d'un complexion
tres-robufte, étoit occupé par
le maître Boucher où il de-
meuroit depuis quatre ans, à
la fonte des fuifs ; outre l'in-
clination naturelle qu'il avoit
pour le vin, le feu continuel
auquel il étoit expofé, lui faifoit confommer pendant le
jour & la nuit qu'il travail-
loit quatorze ou. quinze pintes de vin ; de fon propre
aveu, il a continué cette fa-

çon de vivre jusqu'au jour
qu'il est tombé malade du
dévoyement dont je viens de
parler ; il étoit si consommé
& si épuisé, qu'ayant pris la
résolution de venir prendre
son air natal, il ne pût en un
jour venir de Paris à Acheres,
& s'arrêta à Saint-Germain,
ou ayant resté une journée, il
m'envoya prier de lui rendre
une visite, & me conta toute
l'histoire de sa maladie, telle
que je la viens de décrire.
Comme nous étions dans la
saison des Eaux, je lui con-
seillai au lieu d'aller à Acheres, de prendre la route d'Abbecourt, ce qu'il fit, & dès le
lendemain de son arrivée s'é-
tant fait apporter des Eaux
dans sa chambre, il les prit
avec la conduite que je lui

avois preſcrite ; au bout de
trois ſemaines de leur uſage,
allant viſiter les Eaux, je le
trouvai, proche l'Abbaye qui
ſe promenoit, avec un viſage
ſi different de celui que je lui
avois vû, que je ne le reconnus point ; il s'approcha de
moi, & me dit qu'il étoit le
garçon Boucher que j'avois
envoyé aux Eaux ; qu'il n'a-
voit plus de dévoyement depuis cinq ou ſix jours ; que
la fiévre lente qu'il avoit étoit
auſſi paſſée, & qu'il avoit un
appetit admirable ; & me dit
qu'elles avoient toujours bien
paſſé par les urines ; qu'il en
avoit toujours plus rendu
qu'il n'en avoit pris ; & qu'-
enfin il avoit pris la réſolu-
tion de les continuer pendant
un mois, ce que j'approuvai
fort

fort, & en effet il s'en retourna gueri si parfaitement, qu'il a joui depuis ce tems-là d'une santé à l'épreuve.

Mademoiselle Dubreuil, malade depuis six mois d'un dévoyement, dont les matieres étoient de differentes couleurs, accompagné d'un dégoût, & d'un vomissement de tems en tems, guerissant pendant quinze jours par les remedes qu'on lui faisoit, & retombant presque toujours dans les mêmes accidens, se détermina enfin d'aller prendre les Eaux d'Abbecourt à la Fontaine, & alla pour cet effet loger à l'Abbaye, où elle en but pendant trente jours, au bout desquels elle revint dans la meilleur santé du monde, & sans aucun ressen-

L

timent de son dévoyement.

Madame la Comtesse de Q.   en a pris pendant plus de six mois de suite par le conseil de M. Fagon, avec tout le succès imaginable pour des pertes de sang ausquelles elle étoit sujette.

S. A. S. Monseigneur le Comte de Toulouse, dans des coliques violentes qu'il eût à Versailles, en prit aussi par le conseil de M. Fagon, dont il reçut un soulagement parfait ; elles le purgeoient jusqu'à six ou sept fois par jour, quoiqu'elles passassent d'ailleurs par les urines dans la même quantité qu'il les bûvoit.

La femme du Maréchal des Champs-des-Biens, Paroisse d'Argeval, âgée de vingt-huit ans , groſſe de quatre mois , attaquée d'une violente colique venteuſe, dont on entendoit les borboriſmes de fort loing : étant dans cet état depuis trois jours prête à ſuffoquer , prit ces Eaux par le conſeil du Chirurgien du lieu , à qui le mari vint dire la maladie fâcheuſe de ſa femme ; elle n'en eût pas bû une pinte qu'elle s'endormit , ſon ſommeil fut de ſix heures , & à ſon reveil elle ſe trouva ſans aucune douleur ; elle les continua quelques jours , aprés leſquels elle ſe ſentit ſi bien , qu'elle ceſſa d'en boire , ſans avoir eu depuis aucuns reſſentimens de colique qui ne lui étoit venue que pour avoir mangé beaucoup de prunes dans le mois de Juillet.

Madame Beloet fut guerie d'un tenefme au deuxiéme jour qu'elle en eût commancé l'ufage.

Mademoifelle de la Salle âgée de dix-fept ans, étant à l'extremité d'un dévoyement qui lui duroit depuis fix mois, tantôt dyffenterique, & tantôt lienterique, accompagné d'une fiévre lente, mêlée d'accès de double tierce, ayant les pieds enflez, le vifage bouffi, & une grande tenfion de ventre, avec une dureté vers la region du foye, vomiffant tout ce qu'elle prenoit, & fes regles d'ailleurs étant arrêtées depuis quatre mois, fut confeillée, la faifon des Eaux étant favorable, de prendre de celles d'Abbecourt, parce

que les differens remédes qu'-
elle avoit faits, ne lui avoient
donné aucun foulagement ;
elle les bût avec tant de fuccès, que le quatriéme jour
le dévoyement s'arrêta, l'appetit revint peu à peu, & enfin elle fe remit infenfible-
ment aprés trois femaines de
leur ufage, dans le meilleur
état du monde, fes regles
étant revenues, auffi-bien que
fon teint naturel.

Madame Bell. âgée de trente-huit ans, d'un temperament fanguin & bilieux, attaquée d'une perte de fang
depuis un an, mêlée de quantité de fleurs blanches, qui
l'avoient réduite à une ex-
trême maigreur, avec une
jauniffe & un dégoût univerfel, ayant pris en vain une

tres-grande quantité de remedes methodiquement ordonnez, a trouvé dans les Eaux tout le secours qu'elle en pouvoit attendre ; car aprés en avoir bû pendant dix jours, sa perte s'arrêta, & au quinziéme tous les autres accidens disparurent, ayant repris sa couleur vermeille, & son embonpoint. Pour se confirmer dans une guerison plus parfaite, elle les continua pendant un mois; leur effet fut de lui tenir le ventre libre, de teindre les excremens de noir, & de passer par les urines avec plus d'abondance qu'elle n'en prenoit.

M. Garde du Corps du Roy, attaqué d'une gonorrhée qui avoit encore un caractere de virus, quoique dans les remedes depuis trois mois, prit de ces Eaux pendant douze jours qui lui arrêterent son écoulement, il ne laiſſa pas, pour ſe confirmer dans une plus parfaite guerison, de les continuer pendant trois ſemaines, & il en a été parfaitement gueri.

Le Valet de Chambre de M. le Doyen de Nôtre-Dame de Paris, âgé de cinquante-cinq ans, malade depuis ſix mois d'un flux dyſſenterique, accompagné de teneſme, & fiévre lente mêlée d'accès de double tierce; laſſé de prendre l'ypecacuanha, le quinquina, & differens autres remedes ſans ſuccès, prit enfin de ces Eaux, qui le guerirent en trois ſemaines de ſa dyſſenterie & de ſa fiévre ; & lui don-

nerent un si grand appetit,
qu'il ne pouvoit se rassasier.
Il les commença au mois de
Septembre, & les finit en Octobre.

Madame de   âgée de
vingt-quatre ans, aprés une
fiévre opiniâtre dont elle fut
guerie par les remedes ordinaires, continuant toujours
à ressentir quelques incommoditez, par rapport au cours
de ses regles qu'elle n'avoit
point eues depuis sa maladie,
& étant d'ailleurs sujette à une
ophtalmie depuis plusieurs
années, se détermina à boire
de nos Eaux pendant un mois,
au bout duquel ses regles re-
vinrent dans l'ordre de son
temperament, & elle fut même soulagée de l'inflammation de ses yeux.

ARTICLE VII.

Elles conviennent aux coliques nephretiques, à l'expulſion des calculs, graviers & matieres glaireuſes, qui empêchent le cours des urines, aux chaleurs & acretez des mêmes urines.

L'idée que j'ai donnée du ſang & des ſucs qu'il diſtribue, lorſqu'ils ont degeneré de leur fluidité, ou de leur douceur naturelle, fait aſſez toucher au doigt, quelle eſt la cauſe des maladies que je traite dans cet Article.

Il n'eſt pas poſſible que le ſang ſoit long-tems rempli de ſels étrangers de differente nature, ſans qu'il ne ſe forme dans le corps des concretions falines, de la même maniere que nous avons dit qu'il s'en produit dans la terre pour la generation des differens mineraux, c'eſt-à-dire, que tandis que les mêmes ſels ſont dans leur état de fluidité, & ſe tiennent diſſous dans la lymphe, ils coulent avec elle ; & ſuivant les differentes parties qu'ils touchent un peu vivement, ils y produiſent les irritations que nous voyons tous les jours dans les hyſteriques, les hypocondriaques, les ſcorbutiques, les goutteux, &c. & c'eſt ainſi que ces mêmes ſels répandus dans la feroſité des urines, & portez dans leurs canaux, y cauſent les chaleurs & les acretez que les malades reſſentent. Mais

ſi ces mêmes ſels fixes, le ſel
volatil de l'urine, qui ſe ma-
rient avec d'autres ſouphres
groſſiers, ou des matieres glaireuſes, viſqueuſes & chyleuſes ; on conçoit facilement
que dans cet état de fixation
déterminés à couler avec la
ſeroſité des urines du côté
des reins, ils doivent y cauſer des contractions convulſives, qui obligeant ces parties
glanduleuſes à ſe reſſerrer y
font ſéjourner les matieres
qui y ſont chariées, dont l'é-
paiſſiſſement, la coagulation
ou la concretion, font les
urines glaireuſes, les graviers
ou les calculs de differentes
couleurs, & par conſequent
les nephretiques. Ce que je
dis des concretions qui ſe forment dans les reins, ſe doit

appliquer à celles que l'experience nous apprend, n'être que trop communement répandues dans la subſtance des parties, & dans le corps des viſceres, à la ſuite des maladies croniques.

Peut-on douter aprés la connoiſſance que tout le monde a de l'action de l'Eau ſur les ſels, du ſuccès de celles d'Abbecourt dans les maladies dont nous parlons?

Qui peut mieux qu'elles, diſſoudre, détremper, ſe charger & entraîner les ſels, ſouphres groſſiers, matieres viſqueuſes & chyleuſes, dont le ſang & les parties ſont chargées? leur route étant de paſſer par les urines, quels effets n'en doit-on point attendre pour en nettoyer les couloirs, fi les calculs & graviers que les reins retiennent n'excedent point la capacité des canaux par où ils doivent fortir ? L'experience ne fait-elle pas affez connoître qu'elles les en chaffent, ou fi la fubftance de ces matieres petrifiées, n'eft pas tellement ferrée ni compacte, qu'il ne s'en puiffe détacher des por-tions ? Ne comprend-t-on pas que nos Eaux s'infinuent dans les concretions falines & ter-reftres ? & dans cette maffe poreufe avec la qualité fpi-ritueufe & volatile qu'elles ont, elles les briferont, ou en détacheront les fragmens plus ou moins gros ; ou fi ce ne font que des matieres glai-reufes, elles les délayeront de maniere qu'elles les chariront par les conduits des urines.

Je ne peux à cette occasion m'empêcher de parler de l'étrange prévention qu'on a dans ce siecle contre l'eau pour boisson ordinaire : j'avoue qu'elle ne convient pas à tout le monde & à tous les temperamens , mais je soutiens que generalement tous les gens vifs, qu'on nomme ordinairement de salpêtre , qui ont le sang ardent & disposé à la salûre , ne doivent boire que de l'eau , ou du moins du vin bien trempé ; qu'ils doivent s'interdire toutes les liqueurs spiritueuses , qui ne produisent que des revoltes dans le solide comme dans le liquide, qui affoiblissent plûtôt que

de fortifier , dépouillent le
fang de tout fon baume en
ralentiffant la circulation, &
y font naître cette abondance de fels qui caufent tous les
defordres dont nous venons
de parler Je dis plus , que les
vieillards que je fuppofe n'a-
voir pas même excedé dans
l'ufage du vin pendant leur
jeuneffe , & qui par le feul
ordre de la nature deviennent fujets à ces falûres, par
la diffipation qui fe fait dans
le cours de la vie des parties
balfamiques & huileufes du
fang , font dans des erreurs
bien groffieres de croire que
le vin eft leur lait , & que
c'eft dans le feul tems de la
vieilleffe qu'on en doit boire
de pur , pour foutenir la foi-
bleffe des efprits attachée à

cet âge caduc. Ce feroit ici le lieu de faire l'analyfe du vin, & de faire voir combien il abonde en efprits ardens, & en fels acides & tartareux, propres à multiplier les fels qui ne font déja que trop abondans dans le fang. Je fçai qu'il a pour excellentes qualitez celles de fortifier, de réjouir le cœur, & de refifter à la corruption; auffi mon deffein n'eft pas d'en bannir abfolument l'ufage, je ne veux qu'en corriger l'abus, & faire faire attention à ceux dont le temperament falin y eft oppofé, qu'ils n'en doivent boire qu'avec beaucoup de circonfpection; car fi cela étoit, on verroit bien moins qu'on ne voit aujourd'huy, de gouttes, de rhumatifmes,

de

de vapeurs , de chaleurs d'entrailles , de nephretiques &
pierres dans les hommes , de
pertes de fang , de fleurs blanches , & de ces maladies de
matrice fi communes prefentement dans les femmes , & fi
rares dans les fiecles paffez ,
tous ces maux n'étant que des
fruits de l'intemperance qui
affoibliffant le temperament ,
paffent malheureufement du
fang des peres & meres dans
celui de leurs enfans , & deviennent le premier heritage
qu'ils leur laiffent. Je paffe
fous filence les effets admirables de l'eau pour la dige-
ftion , fes excellentes qualitez
pour la diffolution des fruits ,
que tout le monde éprouve
après en avoir mangé ; & je
me contenterai de dire avec

M

l'illuftre M. Patïn, que l'eau pour l'eſtomac & les reins, eſt le plus grand remede qu'il y ait en Medecine.

OBSERVATIONS.

M. de Guem Sous-Brigadier des Gardes du Corps, âgé de ſoixante ans, attaqué depuis plusieurs années d'une colique nephretique, a uſé de ces Eaux avec ſuccès pendant tout le mois de Juillet de l'année 1710. le troisiéme jour il jetta une pierre groſſe comme un poix, il en rendit une feconde au cinquiéme jour un peu plus groſſe que la premiere, & au huitiéme une troiſiéme à peu près égale, n'ayant plus ſouffert de douleur juſqu'au commencement de Janvier, qu'il fut repris d'une attaque nouvelle qui l'obligea de reprendre encore dans ce tems-là des Eaux : le quatriéme jour de leur usage il jetta une pierre grosse comme une olive , & depuis ce tems-là il n'a eu aucun ressentiment de colique.

Mademoiselle Chu âgée de vingt-un ans, sujette depuis plusieurs années à une colique néphrétique causée par des sables & plusieurs petites pierres qu'elle a rendues depuis un an, prit en 1711 de nos Eaux pour de nouvelles douleurs qu'elle ressentoit dans les reins, accompagnées de grandes irritations dans le canal de l'uretre : elle en fut entierement délivrée après avoir jetté par les urines beaucoup de gravier ; & ce qu'il y a étonnant, c'eſt qu'-elle rendit avec ces Eaux en differentes fois quantité de petits vers de la longueur d'u-ne épingle, bien fretillans, à peu près comme les aſcarides, on en a compté juſqu'à dix dans un ſeul verre d'urine, les Eaux la purgeoient, tei-gnoient les excremens de noir, & la guérirent entiere-ment.

Une femme de Meulan at-taquée d'une ſtrangurie, en fut guérie en 1713. après dou-ze jours de boiſſon qui lui fi-rent jetter une pierre groſſe comme une amande.

M. Argentier de Madame la Ducheſſe, mala-de depuis quelque tems de coliques nephretiques, vint prendre en 1712 de nos Eaux, non seulement à cause de ses douleurs , mais encore pour une jaunisse qu'il avoit : il rendit pendant quinze jours de leur usage , quantité de gros gravier & trois pierres , dont il y en avoit une grosse comme une noisette , fort inégale , aprés quoi il s'en retourna guéri.

Une femme d'Autil âgée de cinquante ans , après dixhuit jours de boisson de nos Eaux sur les lieux , jetta une pierre assez grosse : elle en prenoit jusqu'à trente verres par jour , sans qu'elle sentît son estomac surchargé ; elle les rendoit aussi facilement qu'elle les prenoit.

M. Conseiller au Parlement , vint en 1713 les

prendre avec un Maîrre des Comptes, pour des douleurs de reins, dont ils furent tous deux délivrez par leur ufage.

M. de Boucheverel Avocat au Parlement, fujet à des douleurs de nephretiques, fut l'année paffée les prendre à Saint - Germain, avec tout le fuccès qu'il en pouvoit attendre.

M. le Marquis de en prit auffi l'année paffée par mon confeil, pour des chaleurs & acretez d'urine qu'il avoit depuis deux ans : il s'en troava fi bien, qu'il prit la réfolution d'en venir reprendre cette année.

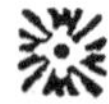

CHAPITRE V.

Du tems & des précautions ou préparations neceſſaires avant, pendant & après les Eaux.

J'Ai vû des effets ſi incon-
teſtables en toutes ſaiſons
de nos Eaux, que je n'ai fait
nulle difficulté de les conſeiller ſans diſtinction de tems,
lorſque les maladies ont été
aſſez preſſantes pour ne pouvoir attendre la ſaiſon ordi-
ordinaire : je fus obligé moi-
même en 1712 d'en prendre
au mois de Decembre, pour
une fiévre irreguliere accompagnée de vapeurs , dont je
fut travaillé après être guéri d'une fiévre continue de

trente jours, & que les Eaux m'enleverent parfaitement. Cependant le tems le plus favorable de les prendre, est depuis la fin de Juin jusqu'au 15 ou au 20 de Septembre, parce que pour lors les fermentations de la terre sont parfaites, les Eaux plus purifiées, les principes en sont plus dévelopez & plus actifs, & l'on boit plus volontiers des eaux froides dans cette saison que dans une autre ; d'ailleurs le corps est plus ouvert, & les liqueurs ont plus de disposition à la fluidité.

Pour ce qui est des précautions ou préparations, personne ne doit s'exempter d'en apporter plus ou moins, selon le cas des maladies differentes ausquelles elles conviennent, ment, & l'on doit en cela consulter son Medecin ; car quoique les Eaux soient moins capables que tous les autres remedes de faire mal, cependant elles ne sont point indifferentes, & l'on a vû souvent des personnes s'en trouver fort mal, ou n'en recevoir que de très petits soulagemens, par la négligence qu'elles ont eu de mettre leur estomac en état de les recevoir, ou pour les avoir prises sans ménagement, à contretems, & sans avoir fait preceder les remedes generaux & particuliers, comme il est necessaire de le faire dans les longues obstructions des vissces, les pâles couleurs, les jaunisses, les hydropisies & autres maladies chroniques,

N

ou souvent même il faut encore soûtenir le bon effet des
Eaux par l'usage de quelques
remedes specifiques , c'est-là
le seul moyen d'en profiter.
Car il ne faut pas croire que
dans des maladies longues ,
compliquées ou rebelles, où
l'harmonie a été renversée ou
troublée dans le solide & dans
le liquide , où les principes du
sang ont été dérangez , où les
couloirs ont été obstrués , &
où les parties solides ont été
abreuvées d'un suc nourricier
dépravé ; les Eaux fassent des
miracles en une seule fois
qu'on les prend , ce seroit une
folie de se le persuader : tout
ce qu'on doit attendre dans
des cas de cette nature, c'est
que les Eaux soulagent considerablement , encore faut-il

les prendre doucement &
long-tems : étant connu à
tout le monde que pour dé-
craſſer le linge ſans le déchi-
rer, il faut une leſſive douce & continuée : ainſi je ne
ſuis nullement ſurpris ſi l'on
trouve ſi peu de ſuccès dans
ces ſources ſalutaires ; on ne
leur donne pas le tems de pénetrer, de diſſoudre & de détremper les profondes coagu-
lations qui ſe font faites dans
les parties, & on les quitte
quand elles commencent à
faire de bons effets : après cela on les décrie, on déclame
contre le remede, on blâme
les Medecins qui l'ont or-
donné, quoiqu'on ne doive
s'en prendre qu'à ſoi-même ;
& quand on a bû vingt & un
jour d'Eaux, on croit encore

avoir donné trop de tems à sa
guérison. Est-il naturel que
des corps affoiblis par la dé-
bauche ou par des maladies
de longue durée , puissent
prendre d'aussi fausses mesu-
res , & ne fassent pas reflexion
qu'on ne peut brusquer les
Eaux sans hasarder de forcer
les ressorts ou de les rompre.
Pour moi qui ai été obligé
par une maladie opiniâtre
d'en prendre dix ou douze
années , qui d'ailleurs ai
eu l'honneur d'accompagner
beaucoup de gens de condition dans des voyages qu'ils
ont fait tant aux Eaux chaudes qu'aux Eaux froides ,
j'ose avancer que la seule
réussite des Eaux ne dépend
que de leur usage un peu plus
long , ménagé & réiteré quel-

ques années de suite ; & fi l'on vouloit, au lieu de se donner la queſtion pendant vingt & un jour, en prendre trente-cinq ou quarante jours avec beaucoup de moderation, & toute l'attention que demande chaque jour l'état d'un malade, on verroit les Eaux devenir l'ancienne Piſcine pour toutes les maladies gueriſſables : car enfin il eſt des maux dont la guérison radicale ne se peut faire tout d'un coup, & il en eſt d'autres où les Eaux sont plus dangereuses que profitables, parce que le reſſort des parties se trouve trop forcé ; c'eſt à l'habile & au sage Medecin de les diſtinguer avant que de les ordonner.

Il faut donc du moins pré-

venir l'ufage des Eaux par la
faignée & par la purgation,
fuppofé qu'il y ait plénitude.
J'approuve même fort la ma-
xime de ceux qui en boivent
pendant deux ou trois jours
quelques verres feulement le
matin avant que de fe purger,
s'il n'y a point de bouffifure à
craindre dans les vaiffeaux;
cela difpofe encore mieux les
humeurs à être évacuées :
après quoi la regie la plus fû-
re eft d'accoutumer l'eftomac
par le moins au volume d'Eau
qu'on doit prendre, c'eft-à-
dire par trois ou quatre verres d'abord, en augmentant
tous les jours d'un, jufqu'à
ce qu'on foit parvenu à huit
ou dix au plus; encore doit-
on mefurer ce que les verres
contiennent, & le plus ou le

moins qu'on en doit boire fur la force de l'eſtomac , ſans s'attacher ſcrupuleuſement tous les jours à la même quantité, parce qu'il y en a où l'eſtomac eſt en état de recevoir un volume d'Eau plus conſiderable, & d'autres où il ne l'eſt pas.

On laiſſe ordinairement un demi - quart ou un quart d'heure au plus d'intervalle entre chaque verre d'Eau ; & quoique les premiers ne paſſent pas toujours auſſi promptement qu'on le voudroit, il ne faut pas laiſſer pour cela que de continuer à boire ; on ne doit pas même s'étonner quand elles ſeroient lentes à paſſer dans la journée. J'ai vû bien des gens ne les rendre que la nuit, & s'en trou-

ver mieux que ceux à qui elles passoient plus vîte, parce
qu'en séjournant plus long-
tems ; elles se mêlent plus intimement avec le sang, le détrempent aussi-bien que les
sucs qui en dépendent, & rétablissent par ce moyen dans
les parties cette flexibilité
dont nous avons tant parlé,
il suffit donc qu'on les rende
dans les vingt-quatre heures
pour n'avoir nulle inquietu-
de : je ne blâme pourtant
pas ceux qui pour les rendre
plus penetrantes & plus inci-
sives, dissolvent dans le premier verre un gros ou deux
de quelque sel apéritif, comme le sel vegetal, le sel poly-
chreste, le tartre soluble, le
sel admirable de Glauber, ou
le sel d'Epsum ; cette con-

duite a toujours été obſervée, & eſt excellente à ſuivre. On doit prendre ſur cela l'avis de ſon Medecin, & ſur le choix qu'on doit faire des ſels, parmi leſquels il y en a qui déterminent par les urines, & d'autres par les ſelles.

On peut en prenant les Eaux mâcher un peu d'anis couvert, de cannelas, de coriändre, ou de conſerve de fleurs d'orange, non pas eu intention de fortifier l'eſtomac, comme bien des perſonnes ſe le perſuadent, mais pour échauffer un peu la bouche, & donner plus d'envie de boire ; car je ne conſeille point d'avaler toutes ces ſucreries.

On demande s'il eſt neceſſaire de ſe promener en prenant les Eaux ; s'il les faut prendre de grand matin ; si on doit s'abstenir de dormir aprés le dîné, quand elles portent à la tête ; & si les femmes doivent les interrompre dans le tems de leurs regles.

Je répondrai à cela que les personnes pleines d'obstructions & d'embarras d'entrailles, feront beaucoup mieux de faire un peu d'exercice aprés avoir bû, que de demeurer en repos ; tout le monde sçait que les mouvemens moderez du corps, contribuent aux filtrations des liqueurs, & par consequent à leur dépuration, cependant il n'est point de regle qui n'ait son exception ; il y a des personnes qui les rendent

mieux dans le lit que debout.
à qui l'action & l'air font des
impreſſions fâcheuſes, celles-
là doivent ſe diſpenſer d'exercice ; mais tant qu'on le peut
faire , cela vaut beaucoup
mieux.

Pour les prendre de grand
matin, cela dépend du plus
ou du moins de neceſſité
qu'on a de dormir ; je ne conſeille à perſonne de perdre
l'heure de ſon ſommeil ordinaire, pourvû qu'on mette
entre la fin des Eaux & le
dîné, trois ou quatre heures
d'intervalle ; on peut ſe regler
ſur cela pour ſe lever.

A l'égard du dormir aprés
le dîné , comme il eſt difficile
de vaincre le ſommeil , parce
que les particules d'Eau qui
ſont reſtées dans le ſang , &

avec lesquelles le chyle se mêle, en ralentiſſent le mouvement, & que d'ailleurs les parties sulphureuſes des Eaux ſe portant à la tête, lient les eſprits animaux ; je ne voudrois pas le conſeiller aux perſonnes attaquées de vertiges, de maux de tête habituels, & de ces engagemens & obſtructions d'entrailles conſiderables ; mais en toutes autres eſpeces de maladies, je n'ai jamais fait de difficulté d'accorder un quart d'heure ou une demi-heure de ſommeil aprés le repas, ſans m'être repenti de l'avoir permis. J'ai moi-même été dans cet uſage, pendant le long-tems que j'ai dit avoir été obligé de prendre des Eaux, & je proteſte que je ne m'en ſuis jamais mal trouvé.

Il me reſte à décider ſi les femmes doivent les interrompre dans le cours de leurs regles ; il eſt certain que toutes celles qui ſont bien reglées, & pour le tems & pour la quantité, ne doivent jamais hazarder de continuer les Eaux pendant ce tems-là, elles doivent les interrompre ; mais pour celles qui ont ſouffert quelque diminution, ou qui excedent en une quantité qui ne leur eſt pas naturelle, elles ne doivent point en ſuſpendre l'uſage ; & c'eſt en cela que j'approuve fort la maniere dont s'en ſervent les Medecins Anglois, qui non ſeulement les conſeillent chaudes, ou du moins défroidies dans ces circonſtances, mais encore dans tous les cas où

ils craignent que la froideur
de l'Eau ne surprenne l'estomac, & n'en interesse la dif-
tribution.

Je ne m'étendrai pas fort
au long sur la necessité du re-
gime de vie, l'on est déja
que trop persuadé que c'est à
la diette qu'on doit la plus
grande partie de la guerison
des maladies, & l'on doit
être encore plus regulier à la
garder, lorsque pour des
maux qui interessent le fond
de la santé, on est obligé de
faire des remedes ; on doit
donc être fort attentif à ne
vivre que d'alimens de bon
suc dans le tems des Eaux, &
encore long-tems aprés les
avoir quittées, & s'interdire
tous les ragouts, toutes les
cruditez, patisseries, fruits

cruds, & tout ce qui peut troubler les Eaux ; à éviter l'air froid, le serein, & les coups de Soleil. Il ne faut ni application, ni contention d'esprit trop gesnantes & trop serieuses ; point de ces jeux qui interessent & soulevent les passions de l'ame ; enfin il faut s'amuser à des choses agréables & divertissantes, supprimer les idées chagrinantes & noires,& s'en tenir plusque dans un autre tems aux régles de la temperance. On y permet pourtant le bon vin bien mûr, pris avec moderation ; & si aprés les Eaux finies, c'est-à-dire, une heure & demie ou deux heures aprés, les malades se sentoient des besoins de prendre quelques nourritures, ils

pourroient avaler un bouil-
lon, manger un petit potage
ou une croûte, & boire un
peu de vin pur ou trempé.

Comme nos Eaux dans les
temperamens délicats, ont
la qualité d'émouvoir le ventre, je ne parlerai point pour
ceux à qui elles produiront
cet effet, de purgations frequentes, je ne les conseil-
lerai point non plus aux malades travaillez de vapeurs,
& de ces irritations convulsi-
ves où elles nuisent toujours,
& ne profitent que rarement ;
je les exclus aussi dans les cas
des pertes excessives des mois
& d'hemorroïdes, dans toutes les affections où le solide
est attaqué, & où les oscillations sont troublées & renver-
sées ; mais autant que je les
trouve

trouve suspectes dans ces dispositions, autant sont-elles
necessaires dans celles où il y
a abondance d'humeurs, qui
ayant été penetrées, délayées,
fondues, & remises en un état
de fluidité par les Eaux, de-
mandent qu'on aide à la nature à s'en défaire ; & pour
cela on se servira de purgatifs doux, tels que sont la
casse, la manne, les infusions
de sené, de rhubarbe, ou de
quelques autres appropriées
à l'état des maladies, qu'on
réïterera avec sureté, par l'ordre & sous les yeux d'un sage
& sçavant Medecin.

Le tems de finir les Eaux
étant venu, on pourra les
quitter en retrogradant comme on aura commencé, ou
tout d'un coup si on veut ; car

je ne trouve aucun inconve-
nient, dès que l'estomac ne
s'est pas accoutumé à une ex-
cessive dilatation, à ne pas suivre cette regle.

L'ordre ordinaire est de se
purger en forme en les qui-
tant, comme on a fait en les
commençant, pour emporter
les sucs impurs de toute l'ha-
bitude du corps, qui peuvent
avoir été ébranlez ou fondus
par les Eaux. Tout le monde
doit en comprendre la necessité, & surtout ceux qui dans
de longues infirmitez, ont
formé beaucoup d'humeurs;
car pour ceux dont les embarras sont moins considerables, ou qui auront mis en
œuvre pendant l'usage des
Eaux les purgatifs doux &
réiterez, ils pourront absolu-

ment s'en paſſer, ou ſe con-
tenter du moindre purgatif,
ſuppoſé qu'il y ait quelqu'in-
dication de le donner, ce qui
eſt toujours ſenſible, & qui
ne doit pas ſe tirer de l'idée
qu'a la plûpart du monde,
qu'il faut purger à la fin des
Eaux, pour évacuer ce qui en
reſte dans le corps, & enlever
les particules minerales qui y
ſont répandues, dont l'utilité
eſt plus grande qu'on ne pen-
ſe pour raffermir le reſſort
des parties ; ainſi bien loin de
les regarder comme nuiſibles,
elles y ſont profitables, &
c'eſt de-là en partie d'où
vient la neceſſité d'obſerver
un mois après les avoir quittées, le même régime qu'on
obſervoit en les prenant, parce qu'elles agiſſent encore

pendant tout ce tems-là.

Il manqueroit quelque chofe à çe Chapitre, fi nous obmettions d'y parler des accidens qui furviennent dans l'ufage des Eaux, dont on ne doit faire cas qu'autant qu'ils font de longue durée ; lefquels fe réduifent à des chaleurs exceffives, à des vomiffemens, à des gonflemens d'eftomac & d'entrailles, à des devoyemens & à la fiévre.

Pour les prévenir, je le repete encore une fois, on ne fçauroit être trop circonfpect fur la quantité d'Eau qu'on doit boire, parce que ce n'eft point au poids feul de l'Eau qu'on eft redevable de la guérifon des maladies, c'eft plus à leur qualité.

Ainfi quand on charie trop

abondamment , on court risque ou d'entraîner peu de
choses , ou de trop fondre ;
& dans l'un ou l'autre cas, les
humeurs empreintes de sa-
veurs étrangeres , venant à
fermenter avec les parties
sulphurées & volatiles de nos
Eaux , il se forme ou des chaleurs , ou de la fiévre , ou des
vomissemens, ou des gonflemens , ou des diarrhées : c'est
pourquoi la conduite la plus
sage est d'aller doucement ;
& si nonobstant cela il sur-
vient quelques-uns de ces accidens , on ne doit pas pour
cela quitter les Eaux , car les
chaleurs d'entrailles & les
gonflemens cedent presque
toujours à l'usage des lave-
mens avant que de boire les
Eaux, ou à quelque doux pur-

gatif. Si au contraire les vomiſſemens ſe mettoient de la
partie , on ne court aucun
riſque de prendre un vomi-
tif, qui en détachant les humeurs dont l'eſtomac ſe
trouve chargé , les guérit
infailliblement ; il n'y a que
la fiévre & les diarrhées qui
meriteroient plus d'attention, encore faudroit-il qu'-
elles ſe rendiſſent opiniâtres ;
car ſi ce n'étoit qu'une fiévre
paſſagere, quelques jours d'ab-
ſtinence d'Eau , un purgatif
placé à propos & quelques
rafraîchiſſemens l'emporte-
roient : il en feroit de même
des dévoyemens, s'ils étoient
critiques ; en ce cas ils ne
devroient être regardez que
comme des évacuations de
l'humeur peccante & vicieu-

se, & être abondonnez par conſequent à la nature, au lieu que s'ils étoient les ſuites d'un relâchement des fibres & glandes inteſtinales, ils demanderoient l'uſage des aſtringens & des purgatifs faits avec le catholicon double, pendant lequel tems on ſuſpendroit les Eaux.

Enfin pour ne laiſſer rien à éclaircir, il eſt important de traiter la queſtion du tranſport des Eaux; il eſt certain & ſans contredit que les Eaux priſes ſur le lieu ſont beaucoup plus efficaces, & qu'on y trouve le benefice en entier des parties volatiles qui ſe diſſipent facilement dans leur tranſport, quoique gardées dans des bouteilles de verre bien bouchées : c'eſt l'obſervation que j'en ai faite dans le commencement de ce Traité, ou j'ai dit qu'en ayant gardé pendant six jours dans six bouteilles differetes en un lieu frais, j'en avois ouvert une tous les jours, dans laquelle j'avois trouvé chaque jour de la diminution par le mélange de la noix de galle, en sorte que le sixiéme jour il n'y avoit plus de teinture. J'invite donc ceux qui ont besoin de toute la force des Eaux, d'aller sur les lieux, ou du moins de s'en approcher, parce qu'il n'y a pas dans l'Abbaye d'Abbecourt une assez grande quantité d'appartemens pour toutes les personnes qui y voudroient loger, ce qui se pourra faire par la suite ; mais en attendant,

attendant, Poiſſy & Saint-Germain ſont des Villes aſſez agréables & aſſez proches d'Abbecourt, pour y trouver tout ce qu'on peut deſirer pour la vie & l'agrément des Eaux fraîches, nouvelles & promptement tranſportées, puiſqu'il n'y a qu'une lieuë de Poiſſy à Abbecourt, & deux de Saint-Germain ; ainſi on eſt ſûr d'en pouvoir avoir tous les jours. Mais ſi on veut abſolument les prendre chez ſoi, & que l'état du malade le demande, il faut du moins les envoyer chercher tous les jours, ou tout au plus de deux jours l'un, dans des bou-teilles de verre double, qui ſeront bouchées & cachetées par le Fontainier que M. le Premier Medecin y a établi

P

pour la sûreté publique, & pour qu'on ne fût pas trompé : en tout cas il est aisé de la reconnoître par son goût de fer rouillé, & par l'épreuve de la noix de galles rapée, avec laquelle elle doit prendre la couleur d'un beau gris-de-lin, qui diminue à mesure que les parties volatiles s'échapent du corps de l'Eau, dans lesquelles je fais consister presque toute leur efficacité : ce n'est pas qu'elles n'ayent encore quelque vertu après la dissipation du soufre martial ; nous avons suffisament démontré quels étoient les effets des deux principes fixes qu'elles contiennent ; mais il y a une grande difference entre des corps unis les uns avec les au-

tres, ou des corps divifez. Il
eft vrai que cette divifion ne
fe fait que fucceffivement,
puifqu'il faut fix jours dans
des bouteilles parfaitement
bien bouchées, pour que les
Eaux ne donnent plus de
teinture ; mais on avouera
que quoiqu'elles puiffent produire de bons effets, ils ne
fçauroient être que très-infe-
rieurs à ceux qu'on en auroit,
fi on les prenoit à la fource.

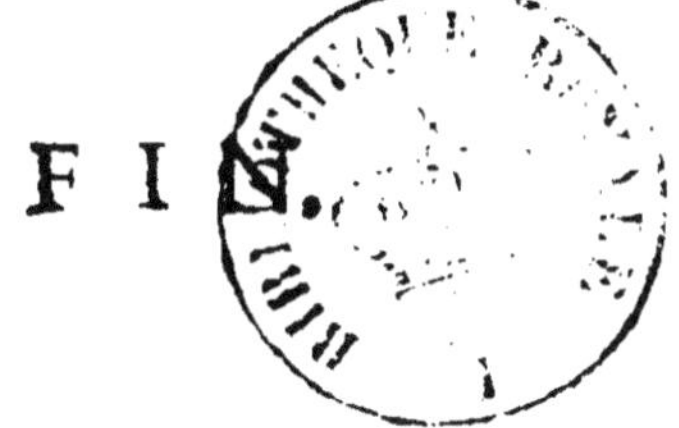

F I N.